JN127099

IgA腎症を診る 改訂2版

富野康日己

医療法人社団松和会理事長／順天堂大学名誉教授

中外医学社

2版の序

　2015 年 3 月，順天堂大学を定年退職する記念として IgA 腎症の病態をふまえた診療の考えかた，進めかたについて「IgA 腎症を診る」を上梓しました．私の研究初期からの基礎・臨床の内容を紹介し，IgA 腎症研究・治療の動向と今後への期待を自分なりにまとめさせていただきました．これまで，腎臓内科学に関わっている多くの臨床医と研究者にお読みいただけたとお聞きし，大変嬉しく思っています．

　月日の経つのは実に早いものですでに 5 年が経ちましたが，基礎・臨床研究の両分野で多くの素晴らしい進歩がみられています．国際協力による本症の国際分類も一層改善されてきました．最近では，IgA 腎症の病態とエビデンスに則った新しい治療法も開発されつつあります．その一方で，今では古典的となった病態のとらえ方や治療法もみられるようになりました．そのような現状から初版の内容を改訂し，より詳細に解説する必要があると感じておりましたところ，改訂第 2 版を刊行する機会にめぐまれました．

　初版の目次をそのままに，2019 年 11 月に監修させていただいた「IgA 腎症の病態と治療」（中外医学社）の内容も紹介し，まとめさせていただきました．全般的に初版よりもレベルアップされたと思っています．本書も，IgA 腎症の研究ならびに臨床に携わる多くの研究者・臨床医にお読みいただき，日常のお仕事に活かしていただければ幸いです．これまで，私が学んできた諸施設でご協力いただきました皆様に感謝いたします．また，臨床試験等でご協力いただきました多くの患者さんに深謝いたします．

　最後に，本書の刊行にあたり諸事ご協力いただきました小川孝志部長はじめ中外医学社の皆さまに厚く御礼申し上げます．

　　　2020 年夏　都庁舎を眺めつつ

　　　　　　　　　　　　　　　　　　　　　　　　　　　　富野康日己

初版の序

　この春，順天堂大学を定年退職するにあたり，退職記念として「IgA 腎症を診る」を上梓しました．私は，1974 年順天堂大学医学部を卒業後，市立札幌病院病理・内科，北海道大学第一病理，東海大学内科，順天堂大学腎臓内科で素晴らしい先輩たちのご指導を受け，多くの仲間たちとともに臨床診療と基礎研究・教育を行ってきました．心から厚く御礼申し上げます．特に，市立札幌病院・順天堂大学病理で基礎医学の厳しさと面白さをお教えいただいた白井俊一先生，東海大学内科で基礎と臨床の連携の重要性をお教えいただいた堺 秀人先生，また順天堂大学で臨床における基礎研究の重要性をお教えいただき，私に活躍の場をお与えくださった小出 輝先生には，心から御礼申し上げます．

　当初，私が仮説を立てて行った研究成果の一部が現在の IgA 腎症病態解明の基礎資料になったり，さらには活かされているものもあり嬉しく思っています．それらは，すべてこれまで多くの仲間たちと行った成果であります．もう少し研究を深めていれば IgA 腎症の発症・進展機序の解明や治療法の確立がもっと早く進んだのではないかとの想いもあり，若干の悔いが残っています．また，全く的外れの研究も多かったように思います．臨床の場では，多くの患者さんの診療に関わらせていただき，大変勉強させていただきました．これら多くの患者さんのご協力に深謝いたします．

　本書は，これまでの私の基礎・臨床研究開始初期の内容を紹介し，これまで執筆してきた拙著の内容を取り込みながら，IgA 腎症研究・治療の動向・今後への期待を自分なりにまとめたものです．私自身これまでの自らの基礎・臨床研究を振り返ってみることができたと思っていますが，腎臓内科学に関わっている多くの若手の臨床医と研究者のお役にたてれば幸いです．ご一読いただければ，望外の喜びでもあります．これまで，長い間ともに学んできた市立札幌病院，東海大学，順天堂大学の諸先輩・仲間たちに感謝し，本書を謹呈したいと思っています．今回，本書の刊行にあたり特にご協力いただいた順天堂大学医学部腎臓内科学講座の鈴木祐介博士，大澤 勲博士，鈴木 仁博士，日高輝夫

博士に深謝いたします.

　最後に，本書の刊行にあたりご協力いただきました小川孝志部長はじめ中外医学社の皆さまに厚く御礼申し上げます.

　　　　2015年春　神田川のほとりにて

　　　　　　　　　　　　　　　定年退職を前に　富野康日己

目 次

●第1章●

IgA 腎症の考えかた

　IgA 腎症患者の多くは，血尿・蛋白尿で偶然に発見されることが多い（chance hematuria, chance proteinuria）．急性扁桃炎や急性上気道炎後に肉眼的血尿を呈することや扁桃摘出術（扁摘）＋副腎皮質ステロイドパルス併用療法が効果的な患者も多いことから，発症機序として扁桃感染の関与が示唆されている．しかし一方で，欧州を中心に腸管免疫の関与（腸管での炎症；クローン病や潰瘍性大腸炎，食物の腸管への刺激など）が報告されている．IgA 腎症は，免疫組織学的に腎糸球体メサンギウム領域に IgA（多量体・糖鎖異常 IgA1），IgG と補体成分（主として補体 C3）の顆粒状沈着が認められる原発性慢性メサンギウム増殖性糸球体腎炎である．その確定診断は腎生検によりなされるが，腎生検前あるいは未施行で IgA 腎症の診断が可能か否かの検討も必要である．本症の発症・進展には，遺伝因子および環境因子が深く関与していると考えられるため，適切な動物モデルを用いた解明が求められてきた．また，IgA 腎症の発症・進展には，IgA1 型免疫複合体の糸球体への沈着を契機とした糸球体外からの細胞浸潤，補体系・活性酸素種（フリーラジカル）・サイトカイン・ケモカイン・成長因子・糸球体内凝固（血小板凝集）系などの活性化亢進によって惹起される炎症性変化（細胞増殖，基質増生），糸球体足（上皮）細胞の喪失（ポドサイト障害：podocytopenia），糸球体内血行動態の変化，さらには尿細管・間質性病変（炎症細胞浸潤，尿細管の萎縮，間質の線維化・虚血）によると考えられている．糖鎖異常 IgA1 免疫複合体（Gd-IgA1 immune complex: IC）の形成とその糸球体への沈着は IgA 腎症に特異的な現象であるが，それ以降の炎症性病変の惹起は他の腎炎にも共通する common pathway を介していると考えられる．

JCOPY 498-22417

1　IgA 腎症の定義

　IgA 腎症は，1968 年フランスの腎病理学者 Jean Berger 博士らによって，「Nephropathy with mesangial IgA-IgG deposits」として学会発表され，翌年英文で報告された腎炎である[1]．わが国では，高頻度に認められる原発性慢性メサンギウム増殖性糸球体腎炎（primary chronic mesangial proliferative glomerulonephritis）であり，免疫組織学的検索（蛍光抗体法・酵素抗体法）では糸球体メサンギウム領域に多量体・糖鎖異常 IgA（IgA1），IgG と補体成分（主として補体 C3）の顆粒状沈着が認められる．光学顕微鏡（光顕）では，糸球体メサンギウム細胞の増殖とメサンギウム基質の増生・拡大が観察される．また，糸球体内へのリンパ球・単球などの浸潤もみられる．電子顕微鏡（電顕）では，高電子密度の沈着物（electron dense deposits：EDD）が糸球体メサンギウム領域を中心に，一部糸球体基底膜（glomerular basement membrane：GBM）側にも認められる．

　以上の特徴から，IgA 腎症の病因は IgA1 型免疫複合体（IC）の糸球体への沈着と，それにより惹起される炎症性変化（糸球体外からの炎症細胞浸潤と糸球体固有細胞の増殖，細胞外基質成分の増生亢進・分解低下）によると考えられる．Shönlein-Henoch 紫斑病(IgA 血管炎)や全身性エリテマトーデス(SLE)，肝臓疾患（慢性肝炎, 肝硬変, 肝がんなど）でも糸球体メサンギウム領域に IgA の沈着がみられるが，これらは続発性の糸球体病変であり定義上は区別される．しかし，IgA 腎症は IgA 血管炎の腎限局型とも考えられ，鑑別は皮膚病変（紫斑）や関節痛，腹痛などの臨床症状によっている．それほど，両疾患の発症・進展機序は類似している．

　IgA 腎症は，2015 年から指定難病に指定されている．

2 IgA 腎症の疫学

1 IgA 腎症の頻度

　国内外ともに各施設における腎生検の適応に違いがあることから，IgA 腎症の発症頻度や慢性糸球体腎炎のなかでの頻度にも違いが生じている．国外での地域差として，原発性糸球体腎炎のなかでの IgA 腎症のおおよその頻度は，日本を含む東アジアで 40%，ヨーロッパでは 20～30%，北米では 2～10% とされている．著者が勤務していた順天堂大学腎臓内科では，原発性慢性糸球体腎炎のうち 50% を超えるほど高率であった[2]．米国では，黒人には IgA 腎症は少ないが native American では東アジアと同様に 38% と頻度が高くなっている[3]．

　1995 年の厚生省進行性腎障害調査研究班（班長：黒川 清，IgA 腎症分科会長：堺 秀人）のもとで「難病の疫学班」の協力を得て第 1 回全国疫学調査（担当：故遠藤正之ら）を行った．調査対象 2,433 科に依頼状を発送し 1,347 科から返信があり（返信率 55.4%），報告患者数は 9,759 名であった．IgA 腎症による 1994 年の年間受療患者数は 33,000 名（95% 信頼区間 28,000-37,000）と推計された．第 2 次調査では，5,307 例（男 2,698 例，女 2,609 例）のデータベースの構築と基礎となる臨床成績の解析を行った[4]．最近の厚生労働省進行性腎障害調査研究班による調査では，腎生検により新規に IgA 腎症と診断された患者は年間約 6,000 名であり，日本国内の主要専門施設で把握されている外来通院 IgA 腎症患者は約 4 万人以上とされ，日本で大変多い糸球体腎炎である．2007 年からわが国で始まった腎生検レジストリー（J-RBR: Japan Biopsy Registry）には累計 37,215 名の登録がなされた．2017 年に登録された 3,877 名のうち IgA 腎症は 28.4% であり，糸球体疾患のうち最も頻度の高い疾患であった．なお，国際的には国際レジストリー VALIGA Study（TheValidation Study of the Oxford Classification of IgAN）と IgA Nephropathy Global Template がある．

　本邦では年間約 37,000 名の新規透析導入患者のうち，IgA 腎症患者が 3,000

名以上を占める可能性がある（約8.1%）．また約30万人の維持透析患者のうち，IgA 腎症を原因とする患者は5〜7万人以上いる可能性がある．これは，年間2,500億円以上の医療費がIgA 腎症による維持透析患者に使われていることになる．このように医療経済のうえからもIgA 腎症から末期腎不全腎代替療法に進展する症例を少しでも抑制することは急務である．

2 IgA 腎症の発症年齢

1995年の全国調査における5,307名の分析では男/女比は1.03，腎生検時の年齢分布（図1）は2峰性を示し，男性は15〜19歳，女性は20〜24歳が最も多かった．推定発症は10歳代が多く，男女ともに10〜14歳が最も多い．その他，家族に腎不全患者がいる患者は，男性で3.9%，女性で4.7%であった．わが国のIgA 腎症の発症のピークは15〜20歳と40〜45歳の2峰性であり，学業や仕事場での多忙さなどの状況によっては精査する機会を逸しやすい年齢層といえる．最近のデータでもこの2峰性が明らかにされている．

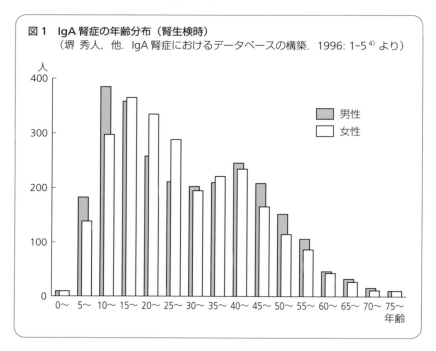

図1 IgA 腎症の年齢分布（腎生検時）
（堺 秀人，他. IgA 腎症におけるデータベースの構築. 1996: 1-5[4) より）

3 IgA 腎症の症候

1 IgA 腎症の症状

　IgA 腎症患者の多くは無症状であり，身体所見上も異常が認められないことが多い．これまで報告・経験された合併症では，眼球の強膜炎（scleritis），皮膚では乾癬などの身体所見をみることがある．また，高血圧（16.3%），扁桃肥大（17.5%），アレルギー性鼻炎（12.5%），強膜炎（10.0%），乾癬（2.5%），重症筋無力症（1.3%）が認められた[5]．ただし，下肢から上肢に点状出血斑を認め腹痛や関節痛をみる場合には，紫斑病性腎炎（Henoch-Shönlein purpura nephritis：HSP nephritis）（IgA 血管炎）が考えられる．その他に鑑別すべき疾患として，ループス腎炎（lupus nephritis），肝性糸球体硬化症（hepatic glomerulosclerosis），骨髄腫以外の単クローン性 IgA 血症などがあげられている．IgA 腎症の進行症例では，しばしば高血圧（腎実質性高血圧）を合併している．高血圧は IgA 腎症においても，その予後に影響を与える重要な因子であり，生活習慣の修正（適正体重の維持，減塩，禁煙，脂質異常症の是正など）および降圧薬の投与による厳格な血圧管理と注意深い経過観察が必要である．IgA 腎症の進行症例では蛋白尿は増加するが，ネフローゼ症候群（nephrotic syndrome）を呈することはまれである．ネフローゼ症候群の発症には，季節や地域差があるように思われる．

2 IgA 腎症の臨床検査所見

A　尿検査

　表1には IgA 腎症の発見の動機を示したが，健康診断（健診）時に発見されることが最も多く認められた（約70%）．学校の検尿や職場での健診で尿所見異常が偶然発見され医療機関（かかりつけ医）を受診する患者が最も多い．全国調査からもわが国の IgA 腎症では無症候性発症が多数を示すことが明らか

表1 わが国における IgA 腎症発見の動機
（堺 秀人，他. IgA 腎症におけるデータベースの構築. 1996; 1-5 [4] より）

動機	男	%	女	%	全体	%
健診	1,979	74.0	1,769	68.2	3,748	71.2
肉眼的血尿	292	10.9	313	12.1	605	11.5
急性腎炎様症状	120	4.5	118	4.6	238	4.5
ネフローゼ様症状	69	2.6	84	3.2	153	2.9
その他	213	8.0	309	11.9	522	9.9
小計	2,673	100.0	2,593	100.0	5,266	100.0
不明	24		15		39	
総計	2,697		2,608		5,305	

となり，早期発見には学校検尿および職域検尿が大変重要であることが再認識された．いわゆる偶然に見つけられるチャンス血尿・蛋白尿（chance hematuria and/or proteinuria）での発見が約70％である．肉眼的血尿（macroscopic hematuria）での発見がこれに続いており，11.5％であった．IgA 腎症では，しばしば肉眼的血尿を初発症状として発見されることも多い．肉眼的血尿は，感冒などの急性上気道炎や急性扁桃炎の罹患直後や発熱時にみられることが多い．潜伏期が短いことが急性糸球体腎炎（acute glomerulonephritis: AGN, 潜伏期: 7 から 14 日）との臨床的な鑑別点として重要である．IgA 腎症では顕微鏡的血尿（microscopic hematuria）のみを呈する患者から，血尿に軽度蛋白尿や高度蛋白尿を伴うヒトまで幅広く存在する．一般に血尿のみ，あるいは軽度蛋白尿を伴う場合には腎組織障害は軽いと推察される．糸球体障害が進行すると血尿に伴い尿蛋白量も多くなり，次いで血尿はみられず蛋白尿のみの時期から腎機能が低下してくる．血圧は初期には正常であるが，腎機能障害が進行すると高血圧を伴うことが多い．

●血尿：IgA 腎症患者では血尿は必ず認められると考えてよく，初発症状は血尿が主体である．軽度の顕微鏡的血尿から肉眼的血尿（特に，感冒などの急性上気道炎や発熱時に出現する）を呈するものまで多彩である．日本では健診，特に検尿システムが発達し，6 歳から毎年検尿が行われているため，IgA 腎症の発見は検査時の血尿が約 70％と大半を占めている．腎生検未施行の患者を考えると，この数倍の患者が存在すると推測される．本邦では年間 5,000 万人以

上が健診を受け，その大部分に検尿が実施されている．日本の検尿における血尿（尿潜血反応陽性）の頻度は約3〜8%とされ，1次スクリーニングで年間200万人以上の受診者に尿潜血反応陽性者がいる可能性があるが，正確には把握されていない．続く2次スクリーニングで尿潜血反応陽性反応を呈しても，その大部分が経過観察にとどまっているのが現状である．しかし，そのなかにはIgA 腎症患者が相当数含まれているはずであるが，腎障害が進行し尿蛋白も陽性になった時点で初めて腎臓専門医に紹介されることも多い[6]．難治性疾患克服研究事業として，IgA 腎症新規バイオマーカーを用いた血尿の2次スクリーニングの試み（平成24〜26年度総合研究報告書）（研究代表者：鈴木祐介）が報告されている．血尿のみを示す患者のなかに，かなりの頻度でIgA 腎症が含まれていると考えられるので，血尿のみ（尿蛋白陰性）であっても，血清IgA値や血清IgA/C3比，糖鎖異常 IgA1（Gd-IgA1）値が高い症例（後述）では，腎生検の適応があると思われる．

　IgA 腎症のみならず，進行した糸球体腎炎による血尿では尿沈渣中の赤血球の変形（変形赤血球）が多数認められるが，位相差顕微鏡やノマルスキー微分干渉装置付光学顕微鏡，flow cytometry により調べることが可能である．変形赤血球の多さは，糸球体性血尿（glomerular hematuria）か，下部尿路からの血尿（非糸球体性血尿 non-glomerular hematuria）かの鑑別に大いに役立っている（図2）．さらに尿沈渣に赤血球円柱の存在が確認されれば，高度な組織障害を示すIgA 腎症などの糸球体腎炎が存在すると考えられる．Sevillano[7]らは，

図2　尿沈渣中変形赤血球

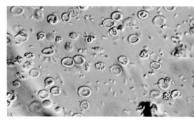

ノマルスキー微分干渉装置付光学顕微鏡　　　　走査電子顕微鏡

進行した IgA 腎症患者では，尿中変形赤血球が多い

血尿の改善は IgA 腎症に良好な予後効果を与えているとしている.

　肉眼的血尿では，Nutcracker 現象や家族性に血尿を示す菲薄基底膜病（thin basement membrane disease：TBMD，WHO 分類：再発性持続性血尿，電顕で GBM の厚さ；200nm 以下，正常 GBM の厚さ；300〜400nm）の鑑別も必要である．IgA 腎症を急性糸球体腎炎（AGN）と鑑別するには，前述のように，①潜伏期が短い（AGN では上気道感染から腎炎の発症まで 7 日から 14 日と長い）や，②血清学的検査で ASO・ASK の上昇がない，③補体価（CH50）・補体 C3 値の著明な低下が認められないことなどがあげられる．血尿を呈する患者のなかでも，特に中年以降の患者で肉眼的血尿を示す患者では尿路系の悪性腫瘍を必ず否定しなければならない．侵襲の少ない超音波検査，静脈性腎盂造影（IVP）で腎臓および膀胱の検査を行うとともに，尿細胞診検査（複数回繰り返す）は必須である．場合によっては，CT・MRI 検査や腎血管造影が必要になることもある．日本腎臓学会から「血尿診断ガイドライン 2013」[8] が刊行されているので活用されたい.

●蛋白尿：IgA 腎症患者の蛋白尿の程度は，血尿のみで蛋白尿陰性の患者から高度な蛋白尿，すなわちネフローゼ症候群を呈する患者まで多彩である．しかし，前述のようにネフローゼ症候群を呈する患者の頻度は高くない．一般的に IgA 腎症の軽症症例では尿蛋白量が少なく，疾患が進行し重症化してくると蛋白尿は高度となる．また腎機能が保たれている患者でも，尿蛋白量が多い（1 日 1.0g 以上）ほど腎予後の悪いことが知られている．それは，障害の強い糸球体から濾過された原尿中にアルブミン以外に種々の生理活性化物質（補体，リンホカイン，ケモカインなど）が多く含まれ，それらの物質が尿細管を刺激し，また尿細管からも同様の物質が産生されて尿細管・間質の障害を一層増悪させると考えられるからである（図 3）．蛋白尿の定量には 24 時間蓄尿が最善であるが，随時尿（早朝第 2 尿が適しているとされている）の尿蛋白と尿クレアチニンを定量し，尿蛋白/尿クレアチニン量（比）（g/g・Cr）で概算してもよいとされている．IgA 腎症をはじめ多くの腎疾患において，24 時間蓄尿での尿蛋白量と尿蛋白/尿クレアチニン比（g/g・Cr）とは，完全に一致するものではないが，外来診療で蓄尿が難しいことが多いことから広く用いられている.

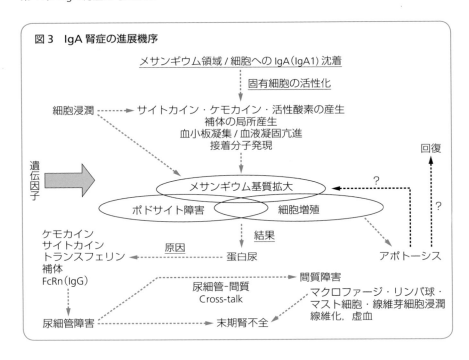

図 3　IgA 腎症の進展機序

●血小板：以前から尿沈渣成分を詳細に見るたびに，小さなサイズで，あたか
も "ごみ" のように見える成分が含まれていることに気づいていた．抗血小板
膜抗血清を用いた研究で血小板に関連する抗原が糸球体内に証明されたのをう
け，著者らは IgA 腎症患者尿沈渣での蛍光抗体法や走査電子顕微鏡（scanning
electron microscopy：SEM）による検討を行った．その結果，尿沈渣中の血小
板または，活性化血小板の存在と糸球体障害との間には強い関連性のあること
が証明された（図 4）．SEM では活性化血小板は，血小板の表面に鋭い突起が
認められる（図 5）[9]．さらに，モノクローナル抗活性化血小板（GMP-140）抗
体を用いて，IgA 腎症患者尿沈渣中の活性化血小板を蛍光抗体法によって観察
したところ，IgA 腎症の組織障害の高度な症例では尿沈渣中（時に，細胞性円
柱内）に活性化血小板が多数認められた[10]．活性化血小板の出現は，一般に播
種性血管内凝固症候群（DIC）のような血管内凝固が著しい患者にみられてい
ることから，IgA 腎症の進行症例においても糸球体内は過凝固状態にあること
を示唆している．糸球体内にも血小板の沈着が認められていることから，糸球

図4　尿沈渣円柱内の血小板

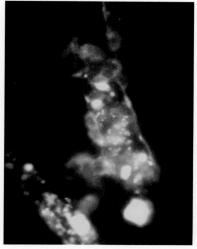

蛍光抗体法
（抗血小板抗体による染色）

体内では血小板凝集が起こり，その一部が尿中に排泄されたものと思われる．しかしながら，抗血小板薬の服用前後で尿中血小板がどのように変化するのかを検索しなかったことが悔やまれる．

● その他：尿中 interleukin（IL)-6・IL-8 や monocyte chemoattractant protein-1（MCP-1）量と IgA 腎症の組織障害度とはよく相関しており，障害度を予知する指標になると考えられている[11]．しかし，これらの現象は IgA 腎症に特異的な所見ではなく蛋白尿の程度ともよく相関することから，臨床診療では尿蛋白定量を反復して実施することで十分予後を推測できると思われる．
　一方，細胞外基質成分（extracellular matrix：ECM）である IV 型コラーゲンは，ポドサイト（糸球体上皮細胞）やメサンギウム細胞で産生されると考えられている．そこで，Io ら[12]は IgA 腎症患者における尿中 IV 型コラーゲンが，蛋白尿よりも早期の診断マーカーとして有効であるか否かについて鋭敏な感度をもつ one-step sandwich enzyme immunoassay（EIA）を用いて検討した．その結果，尿中 IV 型コラーゲン 7S ドメインは，IgA 腎症の腎組織障害の進行と

図 5　尿沈渣（走査電子顕微鏡：SEM）

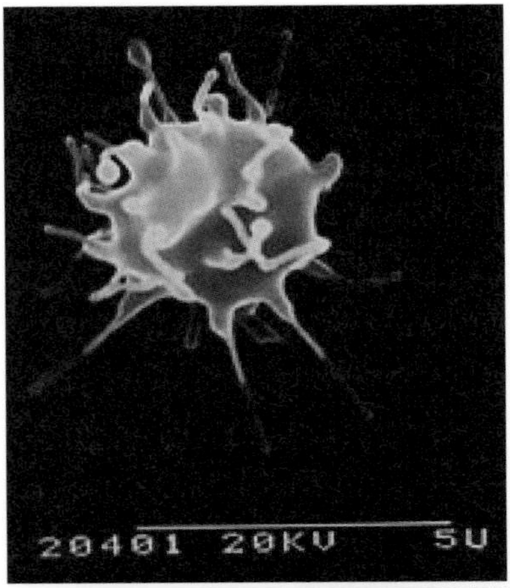

a　活性化血小板

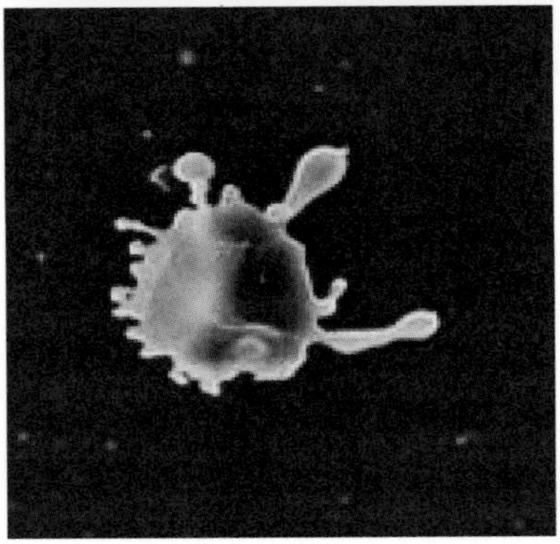

b　非活性化血小板

ともに増加していた．さらに，尿蛋白 1.0g/日未満であっても組織障害の程度が
中等度ないし高度な患者では，尿中 IV 型コラーゲン 7S ドメイン量は，有意に
上昇していた．したがって，IgA 腎症では，腎組織での ECM の代謝に障害が
起こっている可能性が示唆された[12]．しかし，これが腎での産生・蓄積からの
排泄なのか血中からの直接漏出なのかの検討が必要である．IgA 腎症の糸球体
には IV 型コラーゲンのみならず，ラミニンやフィブロネクチンなどの ECM の
蓄積が認められる．

B 血液検査

　著者は研究を始めたころ，IgA 腎症の血清免疫グロブリン（IgG・IgA・IgM）の測定を行った．その結果では，血清 IgA の増加をみた IgA 腎症症例（2 標準偏差以上）は 62 例中 14 例（23%）であり，典型的な中等度病変で高く，軽度や高度病変ではむしろ高値例は少なかった．血清 IgG の低下は 13%，血清 IgM の増加は 6% にみられていた[13]．その後の研究で，IgA 腎症患者の約 50% で IgA 値の高値（315mg/dL 以上）を示したが，血清 IgA 値正常の IgA 腎症患者も多数いることに注意しなければならない．血清 IgA・IgG・IgM 値と蛍光抗体法での沈着程度・分布や腎機能の予後との相関は認められていない．しかし，IgA の糸球体への優位な沈着とともに IgG や IgM の沈着を伴った患者（免疫グロブリン複合沈着症例）ほど組織障害が高度である傾向がみられている．これは，近年の研究で解明された糖鎖異常 IgA1-IgG，IgA1-IgA，IgA1-IgM といった種々の免疫複合体の沈着と組織障害の関連性を示唆している．

　補体系（complement system）についてみると，血清 C3 および C4 の増加をみた患者はそれぞれ 5%，10% であったが，その程度は軽度であり低値の患者はみられなかった．したがって，IgA 腎症では急速な血清補体の高度の消費はみられておらず，低補体血症性糸球体腎炎には含まれないと考えられた[13]．

　著者らの臨床研究では，診断にあたって，①持続性血尿：赤血球 5 個/視野（HPF）以上，②蛋白尿持続：0.3g/日以上，③血清 IgA 315mg/dL 以上，④血清 IgA/C3 比 3.01 以上が臨床指標として参考になることを報告した[14-16]．著者らは，血漿蛋白国際標準品（CRM470）による検討で，IgA 腎症患者の補体 C3 値は基準値範囲内であるが IgA 腎症以外の腎炎患者に比べ有意に低値であること，血清 IgA/C3 比は 3.01 以上である場合本症である可能性が高いことを報告した[15]．Zhang らは血清 IgA/C3 比 3.32 以上の患者では腎生存率が低いことを報告している[17]．

　しかし，確定診断としては腎生検による組織診断が必須である．後述するが，著者らは腎生検前あるいは腎生検なしで IgA 腎症の診断が可能であるか否かについても検討している[18]．

　Yanagawa ら[18] は，IgA 腎症患者の血清中バイオマーカーを enzyme-linked immunosorbent assay（ELISA）法で測定したところ，血清中の糖鎖異常 IgA1（galactose-deficiency IgA1），糖鎖異常 IgA1 特異的抗体および糖鎖異常 IgA1

免疫複合体は，いずれも健常者やその他の腎疾患患者に比べ高値を示す傾向にあった．しかし，これらのマーカー単独では IgA 腎症と他の腎疾患を鑑別することは困難であったため，複数のバイオマーカーに臨床データ（性別，年齢，血尿，尿蛋白量）を加味した logistic model で検証したところ IgA 腎症とその他の腎疾患を特異度 81%，感度 91% で鑑別できたと報告している[18]．

　著者の研究初期の検討では，ASO の高値を示した IgA 腎症患者は 57 症例中10 症例（17.5%）であったが，いずれも 500 単位以下であった．IgA 腎症の血清学的検査では，自己抗体や LE 細胞，リウマチ因子はほとんどの患者で陰性であった．しかし，Nomoto らは低温度反応性抗核抗体（cold reacting ANF，IgM 型）陽性を示すことを証明している[19]．著者らは，ELISA により IgA 腎症患者の血清 IL-2 受容体濃度を測定し，疾患活動性との関連性を検討した．その結果，尿蛋白量や血尿が多く組織障害が高度な患者ほど血清 IL-2 受容体濃度が有意に高値であった[20]．また，組織障害が高度な IgA 腎症患者ほど尿中monocyte chemoattractant protein（MCP）-1 濃度は，高値であった[11]．このように，本症の診断には種々のバイオマーカーの検索が用いられている．

Topics) 血清 IgA/C3 比

Shimizu らは IgA 腎症（43 名）を対象とした年次での血清Δ IgA/C3 は，血清クレアチニン値と正の相関を示し，病理学的障害度や臨床的重症度，末期腎不全に進展するリスクが影響を与えていることを報告した．さらに，扁摘やステロイドパルス療法により血清Δ IgA/C は有意に低下した（図 6）．以上より，血清 IgA/C3 比の経時的検索は予後を占ううえで，重要なマーカーであると思われた[21]．これは，血清 IgA/C3 比が高値になるほど腎機能が低下していく傾向を示しており，経過観察では重要なマーカーであり，著者は年に 1 度は必ず測定している．

C 腎（糸球体）機能検査

　臨床診療で腎機能検査として，血清クレアチニン（s-Cr）や血清シスタチンC 値をもとに求める推算糸球体濾過量（estimated glomerular filtration rate：eGFR）や内因性クレアチニンクリアランス（内因性 Ccr）がよく用いられてい

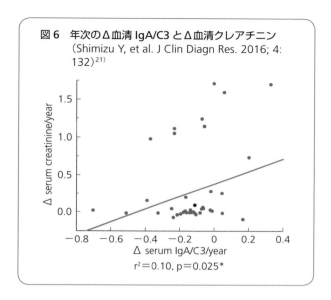

図6　年次の Δ 血清 IgA/C3 と Δ 血清クレアチニン
(Shimizu Y, et al. J Clin Diagn Res. 2016; 4: 132)[21]

$r^2=0.10, p=0.025*$

る．著者らは，多施設共同研究として IgA 腎症の予後分類と血清シスタチン C 値との関連性を検討した[22]．

「IgA 腎症診療指針」厚生労働省難治性疾患克服研究事業進行性腎障害に関する調査研究班 IgA 腎症分科会（主任研究者：堺秀人，分担研究者：富野康日己）では，IgA 腎症患者の予後を，①予後良好群（透析療法に至る可能性がほとんどないもの），②予後比較的良好群（透析療法に至る可能性が低いもの），③予後比較的不良群（予後比較的不良群：5 年以上・20 年以内に透析療法に移行する可能性があるもの），④予後不良群（5 年以内に透析療法に移行する可能性があるもの）の 4 群に分類してきた（後述）．その予後分類に従い検討したところ，s-Cr と Ccr は，予後良好群と予後比較的良好群では有意な差はみられなかったが，予後良好群の血清シスタチン C の平均値は，予後比較的良好群のそれに比べ有意に低値であった．IgA 腎症の予後比較的不良群と予後不良群の血清シスタチン C の平均値は，予後良好群のそれに比べ有意に高値であった．この結果から，s-Cr 値の測定に比べ血清シスタチン C の測定は IgA 腎症の腎（糸球体）機能をより早期に調べることができると考えられた[22]．具体的には，IgA 腎症（195 名），非 IgA 腎症（111 名）および健常者（276 名）の血清シスタチ

ンC値を測定したところ，IgA腎症は0.99±0.03mg/L，非IgA腎症0.97±0.05mg/Lおよび健常者0.66±0.01mg/L（いずれも，mean±SE）であった．IgA腎症の腎生検での腎組織学的所見の違いと血清シスタチンC値を評価したところ，腎病変の進展に伴い血清シスタチンC値は上昇した．IgA腎症の初期病変の鑑別には，血清シスタチンCが血清クレアチニンやCcrよりも変動率が大きく有用であることが明らかにされた[22]．しかし，GFR測定のゴールドスタンダードは，イヌリンクリアランスである．それは，イヌリンが糸球体で濾過された後，尿細管で再吸収も分泌も受けないことから，イヌリンクリアランスは真のGFRを知ることができると考えられるからである．イヌリンクリアランスの手技はやや煩雑であるが，腎臓専門医においては「かかりつけ医」からの紹介を受けた後は，推算糸球体濾過量（eGFR）だけではなく，このクリアランス試験を用いて糸球体機能を正しく評価すべきである[23]．

3 　IgA 腎症の末期腎不全への進展と予後

　Bergerらの発表当初はIgA腎症の予後は，良好であるとされていた[1]．しかし，その後のわが国やフランスからの報告にもみられたように，未治療の場合発症後20年の経過で約40％のIgA腎症患者が末期腎不全（end stage kidney disease：ESKD）に進行しており，必ずしも良好とはいえない．

　1995年の全国調査で構築されたわが国のIgA腎症患者のデータベースをもとに，2年後の1997年に第1回予後調査を行ったところ，初回調査時にs-Cr値が1.67mg/dL以上の患者は，その後2年以内での透析導入の確率は46.3％であり，s-Cr値が2.50mg/dL以上の患者では76.8％が透析導入されていた[4]．進行性腎障害調査研究班IgA腎症分科会では，その後1999年に4年後，2002年に7年後，2005年に10年後の予後調査を行ったところ，10年で合計252名の透析導入と21名の死亡が確認された．以上の結果より，わが国のIgA腎症患者の10年後腎生存率は，0.849（95％ CI，0.830-0.867）と判明した[4]．厚生労働省進行性腎障害調査研究班で10年にわたる予後調査が行われた結果，これまでの報告と同様に，①腎生検時に腎機能低下（s-Cr値の上昇）が認められる患者，②高度の蛋白尿（1日1.0g以上の尿蛋白量）を呈する患者，③高血圧（140/90mmHg以上）を呈している患者，④腎生検の組織障害度の強い患者で

表 2a　IgA 腎症における予後不良予測因子
(Tomino Y. Contrib Nephrol. 2013; 181: 66 より改変)

臨床因子

・高度蛋白尿
・軽度血尿
・低アルブミン血症
・腎生検時の腎機能低下
・高血圧
・男性
・異常尿所見：変形赤血球，種々の細胞性円柱 IL-6 の MCP-1 高値
・血清 IgA/C3 比の高値

表 2b　IgA 腎症における予後不良予測因子
(Tomino Y. Contrib Nephrol. 2013; 181: 67 より改変)

病理組織学的因子

・高度糸球体および尿管間質性病変
・高度な糸球体サイトカイン・細胞外基質発現
・ポドサイト障害（喪失：podocytopenia）
・間質へのマスト細胞浸潤
・その他：間質の線維化，虚血

は，腎予後の悪いことが示された[4]．したがって，IgA 腎症では初診時や腎生検時，経過中にこれらの所見がみられた場合には，速やかに改善するように積極的な治療介入を行うことが必要である．

　IgA 腎症患者の腎機能の予後不良を示唆する所見を表 2a, b にまとめた．s-Cr 2.0mg/dL 以上ないし，eGFR 30mL/min/1.73m^2 未満の状態から腎機能が急激に悪化することはよく経験することであり，IgA 腎症の早期診断と早期介入（治療）が強く望まれる．

4　IgA 腎症の発症機序

1　IgA 腎症発症の遺伝因子

A　IgA 腎症の疫学的背景

　IgA 腎症は，発表当初遺伝性疾患とは考えられていなかったが，発症の地理的偏りや民族性などから，その発症・進展に遺伝因子が深く関わっていることが示唆されている．実際，アジア太平洋地域では腎生検によって診断される糸球体腎炎の約半数は IgA 腎症であるのに対し，ヨーロッパでは 20〜30％，北米では 2〜10％程度，南米全体では 6％程度，アフリカ・インドなどでは非常にまれである．腎生検の適応に差（バイアス）がみられるとしても，明らかな地域差が存在していると考えられている．白人の IgA 腎症の発症率は黒人に比べると高いが，native Indian に比べるとはるかに低いことも知られており，類似した衛生環境下（生活状況）でも人種間には明確な差異が存在している．さらに，家族内集積例の報告や一卵性双生児における発症例などから，本症の発症に遺伝因子が関与していることが強く示唆される．筆者自身も IgA 腎症の親子例や兄弟例，姉弟例を経験している．以前，Komori ら[24]は，著者らとの共同研究で 236 例の種々の慢性糸球体腎炎患者について HL-A・-B および-DR のタイピングを行った．IgA 腎症 82 症例の検討では，HLA-DR locus と相関することを報告した[24]．

B　IgA 腎症自然発生モデルでの疾患感受性遺伝子解析

　ヒトでの遺伝子解析からも推測されるように，IgA 腎症の病因・病態は非常に複雑で，多因子疾患であると考えられている．これらの複雑な病因・病態を解決するには，臨床研究のみでは限界があることから，適切な動物モデルでの検討が必要不可欠である．IgA 分子構造の違いなどもあり，ヒト IgA 腎症モデルとしての条件を完璧に満たす動物モデルは存在しないが，著者らは有用性の高い自然発生モデルである ddY マウスに着目した．ddY マウスは 1920 年代に

ドイツから日本に持ち込まれ継代されたoutbredマウスである．1985年，Imai
ら[25]によって，ddYマウスでは血清IgAの高値と糸球体へのIgA沈着を伴っ
たメサンギウム増殖性糸球体腎炎を発症することが確認された．彼らの報告に
よれば，このddYマウスは，中等度の蛋白尿を示すものの血尿は呈さない[25]．
ddYマウスを用いた基礎研究が進められてきたが，その後の研究によりddY
マウスはIgA腎症様病変の発症にばらつきの多いことが問題であった．著者ら
は，国内の他の研究施設（京都大学腎臓内科）が購入したのと同じ施設から購
入したddYマウスの腎組織を同一の抗体（C型RNAウイルス：retroviral
envelope glycoprotein；抗GP 70抗体）（順天堂大学病理学 故白井俊一博士よ
り供与）で染色したところ，両施設で染色性に明確な違いがみられた[26, 27]．一
方，対照としたSLEのモデル動物であるNZB×NZWF1（BW/F1）マウスで
は，両施設ともにGP70とIgGの高度な沈着がみられた．また，ddYマウス40
週齢以降ではIgA・IgG・IgMの沈着が高度であることを報告した[27]．その後，
Suzukiら[28]は，約360匹のddYマウスに経時的腎生検を施行し腎組織を検索
したところ，生後20週齢以前に腎症を発症する早期発症群（約30％）と，20
週以降40週齢までに発症する晩期発症群（約30％），60週齢でも腎症を発症し
ない未発症群（約30％）の3群に分けられることを見出した．この違いが前記
両施設でのIgA腎症病変の差の一因と考えられた．発症したddYマウスでは，
糸球体へのC3沈着を伴ったIgAの顆粒状沈着は必発であり，ヒトIgA腎症に
類似したメサンギウム増殖性糸球体腎炎を呈した[28]（図7a, b）．

　この市販のddYマウスはoutbredであるため遺伝的に不均一であり，IgA腎
症の発症と程度にばらつきが多いと理解された．これは，多彩な症状を呈する
ヒトのIgA腎症に類似した所見ではないかと思われた．そこでSuzukiらは，早
期発症群と未発症群との間で，マイクロサテライトマーカーを用いたゲノムワ
イド関連解析を行うことで，発症に関わる遺伝子の検証を試みた．その結果，
ヒト家族性IgA腎症の疾患感受性遺伝子座である*IGAN1*と相同する遺伝子
領域である*D10MIT86*に高い相関を認めた（図8）[28]．さらに，東京大学医科
学研究所を中心とした研究グループがIgA腎症疾患感受性遺伝子座として報
告したセレクチン遺伝子近傍（*D1MIT16*）にも強い相関が認められた[29]．ヒ
トとマウスでは，IgA分子構造の違いがあることや，ddYマウスでは血尿を認
めないなどの相違点はみられるものの，これらの結果はIgA腎症の病因の一部

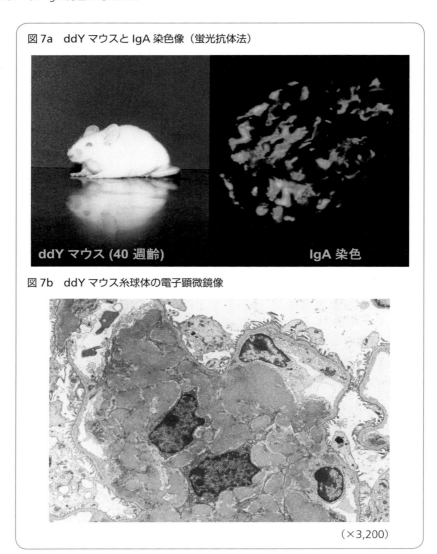

図 7a　ddY マウスと IgA 染色像（蛍光抗体法）

ddY マウス (40 週齢)　　　　　IgA 染色

図 7b　ddY マウス糸球体の電子顕微鏡像

（×3,200）

は，ヒトと ddY マウスで共通の遺伝子制御を受けていると推察された．それ以来，早期発症群間で近交交配し得られた grouped ddY マウスは，本症の自然発症動物モデルとして有用であると考え，さらに研究が進められている．

　次に，早期発症群と晩期発症群との間で相関解析を行い，IgA 腎症の進展に

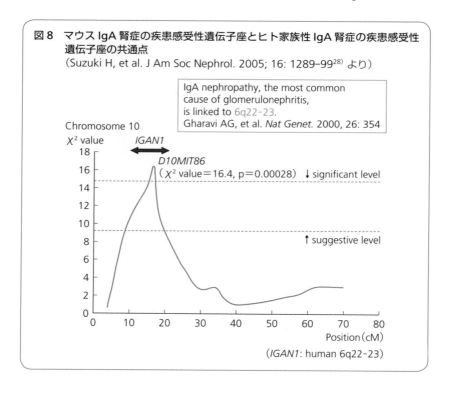

図8 マウス IgA 腎症の疾患感受性遺伝子座とヒト家族性 IgA 腎症の疾患感受性遺伝子座の共通点
(Suzuki H, et al. J Am Soc Nephrol. 2005; 16: 1289-99[28]) より)

関わる遺伝子座を検証し Toll 様受容体（TLR）の会合分子である MyD88 遺伝子近傍に強い相関を認めることを報告した[30]. ヒト IgA 腎症では, 急性上気道炎や急性扁桃炎などによって血尿や蛋白尿の増悪が認められ, 粘膜免疫と疾患活動性の関連が示唆されることから, ddY マウスでの粘膜免疫の関与について検討した. ①外来抗原の比較的多い環境下（conventional condition）と, ②きわめて少ない環境下（特異病原体非存在 sepcific pathogen free；SPF）で ddY マウスを飼育したところ, ①と②の両群間で腎炎の発症率には有意な差は認められなかった. しかし, ①の conventional condition では腎炎の増悪傾向のあることが認められた[30]. さらに, 脾臓細胞における各種 TLR の発現をみたところ, ①群（conventional condition）は②群（SPF）に比べ細菌やウイルスの非メチル化 DNA を認識する TLR9 の発現が有意に上昇していた. TLR9 の発現程度は, 血清 IgA 値および尿中蛋白量と有意に相関していた. さらに検証す

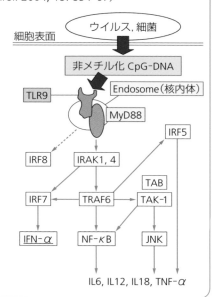

図 9　ウイルス・細菌感染と TLR-MyD88
（Schlöndorff D, et al. J Am Soc Nephrol. 2004; 15: 854-67）

自然免疫系感染防御と TLR
（Toll-like receptor）

・自然免疫系感染防御を誘導する TLR が複数同定されている．TLR は，細菌，真菌，原虫，ウイルスなどの構成成分により活性化され，病原体の体内への侵入を感知している

MyD88（Myeloid differentiation protein-88）

・TLR9 は，主に plasmacytoid dendritic cell（pDC; 樹状細胞），B 細胞，マクロファージに発現し，そのリガンドである非メチル化 CpG-DNA（シトシン・グアニンを含む DNA），viral DNA を認識する．その後，MyD88 を介し細胞内シグナル伝達系を活性化して，最終的に IFN や IL-6，IL-12 などのサイトカインやケモカイン，MHC 分子の発現を誘導する

・TLR2, TLR4 および TLR9 は，免疫複合体型腎炎や腎血管炎 に関与している

るため，TLR9 のリガンドである合成非メチル化 DNA（CpG DNA）を，②の SPF 群に経鼻投与したところ，血清 IgA および IgA 免疫複合体の上昇と尿中アルブミンの増加，糸球体メサンギウム領域への IgA の沈着増加を伴う糸球体腎炎の増悪が観察された[30]．つまり，マウス IgA 腎症では，上気道粘膜における TLR9-MyD88 という粘膜での自然免疫系の活性化が糸球体腎炎の進展に深く関わっていると考えられた（図 9）．さらに，ヒト IgA 腎症患者で TLR9 遺伝子の SNP 解析を行ったところ，SNP（rs35410）における TT genotype と組織学的重症度が強く相関することが明らかにされた（表 3）[30]．また，IgA 腎症患者の摘出扁桃組織の TLR9 発現量が高い群や TT genotype を有する群では，扁桃摘出術＋副腎皮質ステロイドパルス療法（扁摘パルス療法）の治療効果が高いことが確認されていることから[31]，粘膜特に口蓋扁桃における外来抗原の曝露が TLR9 の活性化を誘発し IgA 腎症の進展に重要であることが示唆された．

表3 IgA 腎症組織障害度と TLR9-塩基多型
(Suzuki H, et al. J Am Soc Nephrol. 2008; 19: 2384-95 [30] より)

Parameter	Nonprogerssive Group (Grade I and II)	Progerssive Group (Grade III and IV)	X^2	p^b	OR	95%CI
In the first cohort genotypes	(n=41)	(n=48)				
rs352139 (TLR9)						
TT or CT	26	41	5.752	0.0330[c]	3.38	1.22 to 9.40
CT	15	7				
rs352140 (TLR9)						
TT	7	14	1.794	0.361	2.0	0.72 to 5.57
CC or CT	34	34				
In the second cohort genotypes	(n=151)	(n=177)				
rs352139 (TLR9)						
TT or CT	101	141	6.873	0.0176[c]	1.94	1.18 to 3.19
CT	50	36				
rs352140 (TLR9)						
TT	24	62	15.422	<0.0001[c]	2.85	1.67 to 4.87
CC or CT	127	115				

CI: confidence interval, OR: odds ratio. p^b values were adjusted by Bonferroni correction, [c]p<0.05

C ヒト IgA 腎症での発症遺伝子解析

　前述のように IgA 腎症は，家族内集積症例や人種の偏りがあることなどからみて，疾患感受性遺伝子の存在が想定されている．しかし，IgA 腎症の発症に関わる責任遺伝子の機能解析については，十分になされていない．ヒトでの臨床研究では倫理上困難なことも多いため，動物モデルによる多面的な解析を行い，その結果をヒトへフィードバックすることが，本症の病態解明に非常に有用であると思われれる．

●家族性 IgA 腎症の遺伝子解析

　1985 年にアラバマ大学の Julian らによって初めて米国ケンタッキー州の IgA 腎症大家族系症例の報告がなされた[32]．その後，多くの施設で家族症例の集積が行われ，Gharavi ら[33] は米国6家系，イタリア24家系の家族性 IgA 腎症 163 症例を対象にして，マイクロサテライトマーカーを用いた連鎖解析を

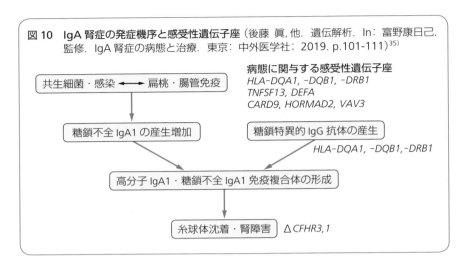

図 10　IgA 腎症の発症機序と感受性遺伝子座（後藤 眞, 他. 遺伝解析. In: 富野康日己, 監修. IgA 腎症の病態と治療. 東京: 中外医学社; 2019. p.101-111）[35]

病態に関与する感受性遺伝子座
HLA-DQA1, -DQB1, -DRB1
TNFSF13, DEFA
CARD9, HORMAD2, VAV3

共生細菌・感染 ⟷ 扁桃・腸管免疫

糖鎖不全 IgA1 の産生増加

糖鎖特異的 IgG 抗体の産生
HLA-DQA1, -DQB1,-DRB1

高分子 IgA1・糖鎖不全 IgA1 免疫複合体の形成

糸球体沈着・腎障害　△*CFHR3,1*

行った．第 6 染色体長腕 22～23 番の約 6.5cm の領域（*IGAN1*）に，Lod score 5.6 と強い連鎖が認められた．しかし，この領域にある遺伝子には機能が不明なものが多く，病因につなげるための詳細な検討が待たれていた．逆にみれば，この研究対象の約 40％の家系は *IGAN1* に連鎖しないことから，家族性 IgA 腎症といえども，異なる疾患感受性遺伝子の存在も考えられている．実際に，Gharavi らの発表後に 2q36，3p24-23，4q26-31，17p12-22 といった疾患感受性遺伝子座も報告された[34]．しかし，これらの領域に存在するどの遺伝子が IgA 腎症の責任遺伝子なのかについては同定されておらず，各遺伝子座に存在する機能遺伝子の一塩基多型（SNP）を用いた多型解析や分子生物学的機能解析を行うことが必要である．

　近年，IgA 腎症のゲノム解析は GWAS（genome-wide association study）により進歩してきたが，後藤ら[35]は，IgA 腎症の発症機序と感受性遺伝子座を図 10 にまとめており，大変興味深い．

● 孤発性 IgA 腎症の遺伝子解析
　東京大学医科学研究所を中心としたグループは，SNP を用いて多くの施設より収集された IgA 腎症孤発症 346 症例について遺伝子相関解析を行った．その結果，セレクチン遺伝子多型（E-selectin，L-selectin）と IgA 腎症の関連性を

指摘した[29]．E-selectin は血管内皮細胞に，L-selectin は白血球表面に発現する接着分子であり，炎症（糸球体腎炎）の惹起・進展に関与している可能性が考えられる．同様の方法で主要組織適合遺伝子複合体（MHC）class Ⅱ，polymeric immunoglobulin receptor，免疫グロブリン μ 結合蛋白などの遺伝子と本症との関連が次々と報告されている．

　IgA 腎症の病態に糖鎖異常 IgA1 が深く関与しているという報告が複数の施設より発表されている．この糖鎖異常 IgA1 の産生には，特異的糖鎖修飾酵素の発現異常が原因と考えられている[36]．Gharavi ら[37]の IgA 腎症患者の家系調査報告によると，腎症を発症していない血縁者でも血中糖鎖異常 IgA1 値が高値である症例を多数認めることから，遺伝因子の関与が考えられている．中国のグループから相次いで糖鎖修飾に関わる遺伝子と IgA 腎症発症との関連が報告されたが，遺伝因子だけではなく感染など後天的な要因による糖鎖修飾も否定はできない．Kiryluk ら[38]は，アジア，ヨーロッパ，アフリカの異なる人種・家系 4,789 名と，12 コホート 10,755 名からのメタ解析をあわせた解析から，疾患感受性遺伝子を用い発症のリスクモデルを作成し検討したところ，北ヨーロッパや日本を含む東アジアに強い集積性を示した．IgA 腎症は，少なくともこういった遺伝的背景を有しながら，環境因子によりさらなる修飾を受ける疾患であることが示唆される．また，IgA 腎症の進展に関する遺伝因子についての解析もなされている[39]．

2　IgA 腎症の発症機序

　IgA 腎症は，免疫組織化学的検索（蛍光抗体法・酵素抗体法）で糸球体メサンギウム領域に IgA（多量体 IgA1：polymeric IgA1），IgG と補体成分（主として補体 C3）の顆粒状沈着が認められる（図 11）．光顕では，糸球体メサンギウム細胞の増殖とメサンギウム基質の増生・拡大が観察される原発性慢性メサンギウム増殖性糸球体腎炎である（図 12a, b）．急性期では細胞増殖が，慢性期では硬化性病変が主体となる．電顕では，高電子密度の沈着物（EDD）が糸球体メサンギウム領域を中心に一部糸球体基底膜（GBM）側にも認められる（図 13）．以上の特徴から，IgA 腎症は IgA1 型免疫複合体の糸球体への沈着による免疫複合体型腎炎の 1 つと考えられる（図 14）（表 4）[40]．IgA 腎症が免疫複合

図 11　IgA 腎症 (蛍光抗体法 IgA 染色)

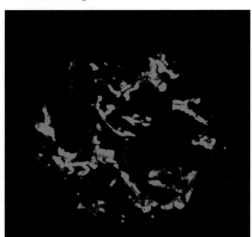

体疾患として以下の現象があげられている.

①蛍光抗体法的に IgA と C3 の顆粒状沈着がメサンギウム領域を中心に認められる. 1980 年,著者らは 15 症例の IgA 腎症患者腎生検組織を用い蛍光抗体二重染色を行い発表したが,IgA と C3 とは 100% merge していることを認めた. 一部,merge せずに C3 のみが沈着している部位も確認された. 一方,IgG と C3 は 33%,IgM・IgE と C3 は 13% に merge している像が認められた[41].

②電顕的に高電子密度の沈着物 (EDD) が認められる.

③IgA 腎症患者の移植腎にも同様の腎病変が再発する.

④皮下細小血管壁や筋肉内の細小血管壁に IgA・C3 の顆粒状沈着が認められる (図 15).

⑤流血中に IgA 型免疫複合体がいくつかの方法で同定される[40]. Yagame ら[42] は,high performance liquid chromatography (HPLC) と solid-phase 抗 C3FACB ELISA により,IgA 腎症患者の血清中には二量体もしくは,多量体の形で免疫複合体が増加していることも明らかにしている. しかし,血清中免疫複合体を臨床レベルで容易に測定しうる方法は確立されていな

図 12　IgA 腎症の光学顕微鏡像

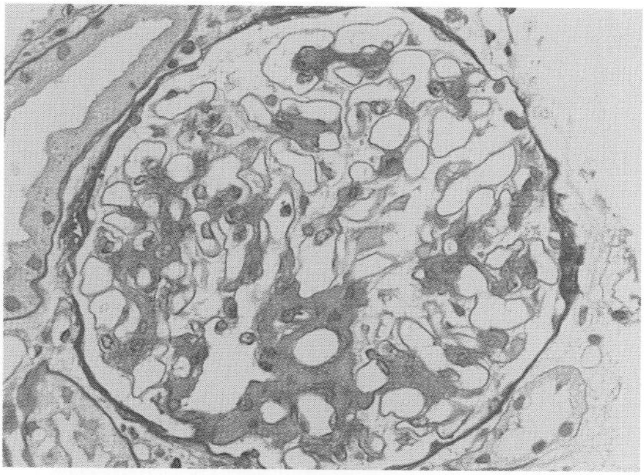

a　典型例：PAS 染色

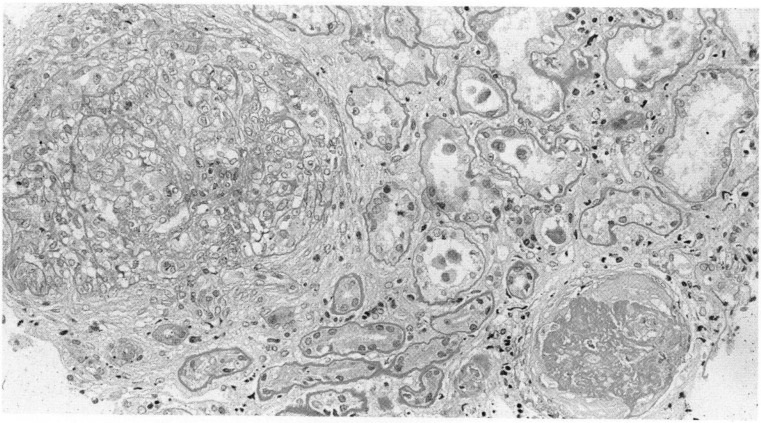

b　高度障害例：PAS 染色

い.

⑥ IgA 腎症患者の末梢血液中好中球細胞質内に IgA（IgA1）・C3 が蛍光抗体二重染色により封入体様に顆粒状に認められている[43, 44]（図 15）.

A　抗原系の解明

IgA 腎症は, IgA1 型免疫複合体（抗原–抗体–補体複合体）によって引き起こ

図 13　IgA 腎症の電子顕微鏡像

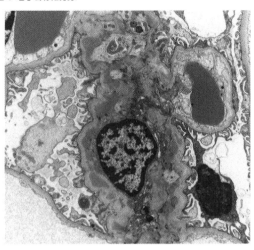

図 14　IgA 腎症糸球体への IgA1・J 鎖沈着（蛍光抗体法）

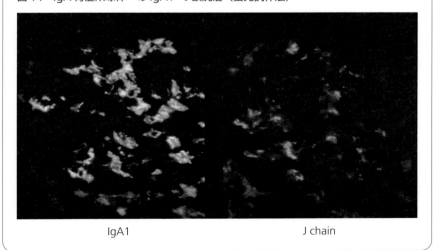

IgA1　　　　　　　　　　　　　　J chain

されるとしても，抗原系の解明は十分にはなされていない．免疫複合体
（immune complex: IC）が持続的に作られていることを考慮すると，その抗原
系として自己抗原，常在細菌叢あるいは，ある種のウイルスなどの特異的抗原

表 4 免疫複合体疾患としての IgA 腎症
（富野康日己, 他. 小児科臨床. 1986; 39: 837-43[40] より）

1. 蛍光抗体法的に IgA と C3 の顆粒状沈着がメサンギウム領域を中心に認められる.
2. 電顕的にメサンギウム領域に高電子密度の沈着物が認められる.
3. IgA 腎症患者の移植腎にも同様の腎病変が再発する.
4. 紫斑のみられない皮下毛細血管壁, 筋肉内毛細血管壁に IgA, C3 の沈着が認められる.
5. 流血中に IgA 型免疫複合体がいくつかの方法で同定される.

図 15 IgA 腎症患者好中球および皮下血管壁への IgA 染色
（Tomino Y. Contrib Nephrol. 1999; 126: III-IX, 1-115）

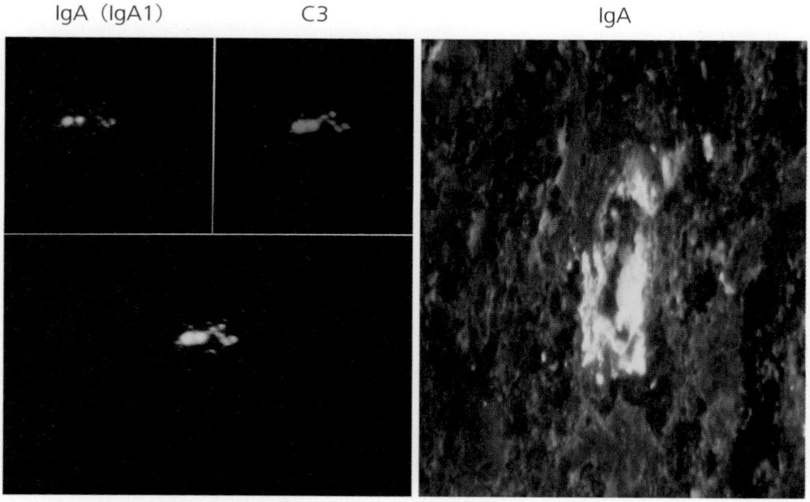

IgA（IgA1）　　C3　　IgA

好中球胞体内 IgA（IgA1）-C3
（蛍光抗体法）

非紫斑部位皮下血管壁への IgA 沈着
（蛍光抗体法）

を検索する必要があると考えてきた. 著者の研究当初は, IC の形成が *in situ* の形でなされたものか, あるいは体内のいずれかで何らかの抗原が IgA とともに循環性 IgA 型 IC を形成したものかが問題であるとされてきた. 沈着した IgA が移植腎から急速に消失した事実から考えても *in situ* 型は考えにくい. IgA 型抗メサンギウム抗体の関与に関しては, IgA 腎症の腎（糸球体）から抽出した IgA が正常腎組織（メサンギウム領域）と反応しなかったことなどから, 否定的であった. また, 当初 IgA が抗原であり IgG や IgM が抗体として作用して

いるという説も考えられたが，IgA 単独沈着症例（36.6%）[45] がみられたことから前述のすべて（表4）を証明し得なかった.

● 粘膜系異常

IgA は，通常粘膜面での first defense（第1防御）として働いている免疫グロブリンであることから，抗原系がいずれかの粘膜を経由して侵入してきたものである可能性があげられる．上気道・腸管系・胆道系の関与，つまり，①上気道系要因（ウイルス，細菌などによる感染），②腸管系要因（グルテン・グリアディン，ミルク，米などの食物抗原，クローン病・潰瘍性大腸炎などの炎症性腸疾患），③胆道系要因（細菌感染，胆道の閉塞など）を介した抗原曝露が疑われるのは当然である．しかし，詳細はこれまで十分に明らかにされていない.

一時期，グルテン・グリアディンが IgA 腎症の抗原として IgA-IC を形成するのではないかとの説が出され，イタリア・オーストラリアの施設との共同研究を行った[46]．著者らが行った日本人のグルテンリッチ食患者群では，血清中 IgA-IC の増加はみられなかった[47].

IgA 腎症患者では，急性咽頭炎や急性扁桃炎に罹患後，血尿・蛋白尿の程度が増悪し（肉眼的血尿），感染が治癒しても増悪した血尿の改善は遅延することが明らかにされている[48]．さらに，上気道感染のみられない IgA 腎症患者の咽頭うがい液中の IgA 値は，その他の原発性慢性糸球体腎炎患者や健康成人対照者に比べ有意に増加しているといった事実も認められ，IgA 腎症における IC の抗原系の一部が上気道感染と関連したものではないかと考えられた[49]．IgA 腎症患者やその他の慢性増殖性糸球体腎炎（non-IgA PGN）患者，健康成人対照者の咽頭うがい液中の IgA 値・総蛋白量およびそれらの比を一元放射免疫拡散法（single radial immunodiffusion：SRID 法）と光拡散法（laser nephrelometry：LN 法）を用いて測定したところ，IgA 腎症患者の咽頭うがい液中 IgA は，総蛋白量の増加とともにその他の慢性糸球体腎炎（non-IgA PGN）患者や健康成人対照者の値に比べ有意に高値であることが判明した[49]．咽頭うがい液中の IgA は，IgA1 と IgA2 から成ることが少数例ではあったが，抗体を用いた吸収試験で確認された.

次いで著者らは，検査前2カ月以内に上気道感染がみられなかった IgA 腎症患者より採取した咽頭（扁桃）上皮細胞を頻回の凍結融解により破壊し，0.22

JCOPY 498-22417

図16　咽頭細胞添加後 Hel cells の cytophathic effects（CPE）
(Tomino Y. Contrib Nephrol. 1999; 126: III-IX, 1-115)

human lung fibroblasts（Hel）　　　　cytopathic effects

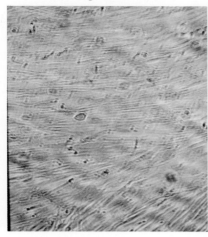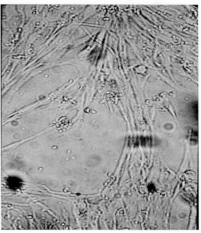

μm のミリポアフィルターを通した後に，その上清を培養線維芽細胞（Vero cell, Hel cell）に添加し，37℃, 1〜2 週間培養すると cytophathic effects（CPE）が高頻度に出現することを確認した[50]（図 16）．CPE は，IgA 腎症以外の慢性糸球体腎炎患者や健康成人由来の咽頭細胞から得られた材料でも認められたが，頻度・程度ともに IgA 腎症に比べ弱かった[50]．以上から，IgA 腎症では他の腎炎患者に比べ咽頭（扁桃）にある種のウイルスが高頻度に存在している可能性が示唆された．しかし，初代培養上清を培養細胞に 2〜3 代と継代していくと CPE の発現は減弱していったため，感染性の強いウイルスが関わっているとは考えにくかった．さらに，IgA 腎症患者より採取した咽頭上皮細胞を頻回の凍結融解により破壊し，0.22μm のミリポアフィルターを通した後に，その上清をヒト培養線維芽細胞（Hel cell: fibroblasts of the human embryonic lung, local strain）と反応させ，37℃, 2 週間培養した．その後，FITC-標識抗ウイルス抗血清で染色し，ウイルス成分の局在を蛍光抗体法的に検証した．その結果，adeno virus（type 4），herpes simplex virus が，培養線維芽細胞である

図 17　adeno：IgA 腎症糸球体へのアデノウイルスの沈着（蛍光抗体法）

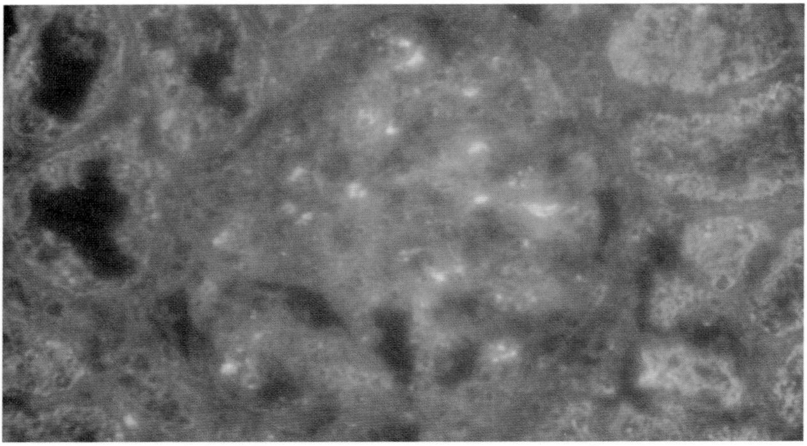

Hel cell の核と細胞質にそれぞれ 20％，36％に認められた．varicella zoster，parainfluenza 3 の同部位への沈着も 44％，38％にみられた．また，糸球体メサンギウム領域に adeno virus（type 4）と parainfluenza 3 が顆粒状に弱陽性に認められる症例もみられた[51, 52]（図 17）．しかし，この結果は少数例の検討であり，また免疫蛍光抗体染色の特異性の問題もあり，確証には至らなかった．また一部では電顕上 Hel cell 内にウイルス様構造物（封入体）が認められ（図 18），糸球体内に microtubular structure や finger print pattern もみられたが，明らかなウイルスの証明には至らなかった．その後，Iwama ら[53] は，Epstein-Barr Virus（EBV）特異的 DNA の沈着と糸球体障害の関連性について polymerase chain reaction（PCR）により検討した．その結果，IgA 腎症では 12 症例中 7 症例（58％）に EBV が糸球体内に同定された．しかし，この所見は本症に特異的なものではなかった．つまり，EBV の糸球体沈着は，種々の慢性糸球体腎炎患者で免疫グロブリンの沈着により調整されていることが考えられた[53]．

　その後，IgA 腎症患者血清中にヘモフィルスパラインフルエンザ抗体が高値であることや糸球体内にその存在が認められたことから，細菌感染の関与も強く疑われた．つまり，扁桃から *Hemophilus parainfluenzae* が高率に分離され，

JCOPY 498-22417

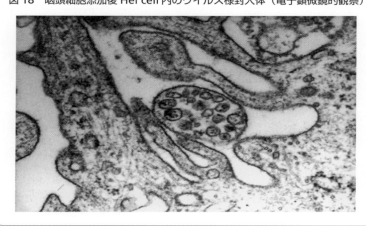

図 18　咽頭細胞添加後 Hel cell 内のウイルス様封入体（電子顕微鏡的観察）

この菌体成分が糸球体にも認められている[54]．最近，長澤らは IgA 腎症の発症に口腔内細菌感染（歯周病，扁桃炎）が関与しているとの研究成果を報告している[55]．以上の検討から，IgA 腎症の発症には，上気道（口腔，咽頭，扁桃）での何らかの感染（ウイルスや細菌など）が深く関与していると考えられ今日に至っている．

　以前，坂本らは IgA 腎症患者血清とジャカリンを混合結合させたのち，ガラクトースで溶出した蛋白を Superdex 200 10/300G カラムで分画した．各分画から蛋白を抽出し，電気泳動後 liquid chromatography-electron spray ionization mass spectrometry（LC-ESI MS）で解析した．その結果，IgA 腎症患者では IgA1 結合蛋白中には明らかな外来性抗原を確認することができなかった[56]．このように特異抗原の同定や再現性が乏しい事実は，特異抗原による特定の IC が IgA 腎症を惹起するとする古典的な解釈を支持するものではない．しかし，逆にある種の細菌やウイルスの関与を否定するものでもない．IgA 腎症患者では，IgA の産生系も含め粘膜免疫異常が示唆されており，その異常から粘膜常在細菌叢の変化やウイルス感染に対する感受性の変化が生じても不思議ではない．その結果として，一定の細菌，あるいはウイルス抗原が高頻度に確認されてくる可能性がある．事実，IgA 腎症患者の扁桃と慢性扁桃炎の扁

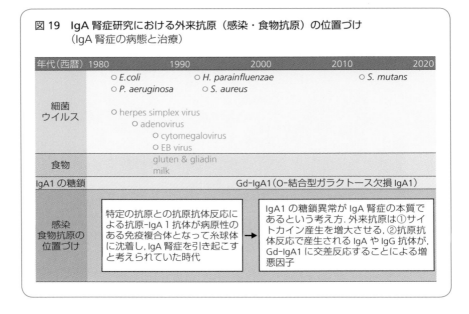

図 19　IgA 腎症研究における外来抗原（感染・食物抗原）の位置づけ
（IgA 腎症の病態と治療）

桃の常在細菌叢が明らかに異なることも報告されている[57]．IgA 腎症における糖鎖異常 IgA1 の産生には，遺伝因子の関与とともに上気道（扁桃）における何らかの細菌・ウイルスが関わっているものと推察される．つまり，特定の抗原は同定しえないが，多くの要因が糖鎖異常 IgA1（Gd-IgA1）産生に関与していると考えられる．清水は，IgA 腎症研究にわたる外来抗原（感染・食物抗原）の位置づけについてまとめている（図 19）．

B　抗体系の解明

●血清多量体 IgA の検索

　血清免疫グロブリンの測定では，以前は一元放射免疫拡散法（single radial immunodiffusion；SRID 法）が用いられていた．しかし，迅速性に欠け多数の検体処理が困難であることから，現在は光拡散法（laser nephrelometry；LN 法）による測定が一般化している．従来，同一血清の SRID 法と LN 法による免疫グロブリンの測定値は，ほぼ一致するというのが定説であった．しかし，SRID 法では分子量が大きくなるにつれ拡散能が低下し，LN 法での値に比べ低

値を示すという報告がある.

　著者らは，IgA 腎症をはじめとする各種腎疾患について SRID 法と LN 法での血清 IgA 値の比較検討を行った[58]．その結果，IgA 腎症では SRID 法による血清 IgA 値（342.5±111.4mg/dL，n=30）は，LN 法による血清 IgA 値（375.1±161.2mg/dL，n=30）に比べ有意に低値を示した．これは，IgA 腎症患者で血清中に存在すると思われる高分子 IgA が，SRID 法による拡散能に影響を及ぼしたためと考えられた[58]．また，薄層ゲルクロマトグラフィーでは，血清は post A，A，G，G' と M の 5 分画に分けられるが，G' 分画に相当する部位には多量体 IgA が含まれると考えられている．IgA 骨髄腫では 100%の患者が G' 分画を呈したが，IgA 腎症（血清 IgA 値：平均 326mg/dL）では 73%，その他の腎炎患者（血清 IgA 値：平均 214mg/dL）では 17%が G' 分画に認められた．一方，健常者（血清 IgA：平均 230mg/dL）では G' 分画は 0%であった．IgA 腎症患者血清を抗 IgA 血清で吸収すると G' 分画は明らかに低下（消失）した．こうした薄層ゲルクロマトグラフィーによっても IgA 腎症患者の血清は，多量体であることが確認された[59]．つまり，患者血清を用いたこうした簡便な方法により IgA 腎症患者の血中には大量体の IgA が含まれていることが明らかにされた.

●糸球体沈着多量体 IgA1

　IgA には，IgA1 と IgA2 の 2 つのサブクラスがあるが，IgA1 の産生は主に粘膜から離れた形質細胞で，IgA2 の産生は主に気管および消化管系の粘膜でなされていると考えられている．著者が研究に携わっていた当初，IgA 腎症の糸球体メサンギウム領域に沈着する IgA は IgA1 であるという報告と IgA2 であるとする報告がみられ多くの議論がなされた．著者らは，モノクローナル抗体とポリクローナル抗血清と用いた検討において，糸球体に沈着している IgA は，IgA1 であることを蛍光抗体法により証明したが，この知見は現在も定着している[60]．本症では，骨髄または粘膜由来 IgA の産生亢進が認められ，糸球体沈着 IgA1 は血中 IgA1 に由来する.

　また，IgA 腎症腎糸球体に J 鎖の局在が証明されている[61]（図 14）．J 鎖局在の証明は，腎生検組織をあらかじめ冷アセトンか冷エタノールで固定し，PBS（pH 7.2）で洗浄する状態で認められることが多かった．また，J 鎖を証明する

場合には，IgM の沈着を伴わない IgA 腎症症例での検索が必要であるが，糸球体への IgM 沈着は，腎組織と抗体を低温下（4℃）で一夜反応させることで，明らかにその程度や頻度が上昇するという事実があるので考慮が必要である．これら多量体 IgA に分泌片（secretory component：SC）が結合しているか否かは，議論の分かれるところである．著者らが行った蛍光抗体法的検索では結合は認められなかったが，その後 SC 沈着陽性症例の確認や SC 結合試験での陽性所見がみられている[62]．また著者らは，糸球体に沈着している IgA の性状を調べる目的で，腎組織からクエン酸緩衝液（pH 3.2）により抽出した IgA に ^{125}I を標識し，5〜40％の蔗糖密度勾配遠心法により分析したところ，これらが二量体もしくは多量体（9S-11S）であることを明らかにした[61]．これらの事実は，糸球体に沈着する IgA は IgA1 であり少なくともその一部は J 鎖と SC を伴った二量体あるいは，多量体を形成していることを示している．

● IgA1 分子の糖鎖構造

　前述のように IgA 腎症患者の血清中には多量体 IgA1 が増加し，糸球体に沈着する IgA は，主に IgA1 であると考えられている．IgA1 と IgA2 分子の構造上の最大の違いは，両者でヒンジ部位のアミノ酸組成が異なり，IgA1 のヒンジ部位には，O-結合型糖鎖が結合していることである．O-結合型糖鎖は，内側より N-アセチルガラクトサミン（GalNAc），ガラクトース（Gal），シアル酸（NeuAc）より構成されるが，各糖鎖修飾酵素の働きによって個々の O-結合型糖鎖構造には多様性がみられる（図20）．

　著者らは，現在まで糖鎖異常 IgA と関連免疫複合体の病因的役割について研究を進めている．以前，jacalin-coated microplate を用いて血清 IgA の jacalin への結合の有無について検討した[63]．jacalin は，jack fruit（*Artocarpus heterophyllus*）の種（たね）に含まれるレクチンで，ヒト IgA と特異的に結合すると考えられている．Andre ら[64] は，IgA 腎症患者では血清 IgA の jacalin への結合は健常者に比べ有意に低下することを示し，それは血清 IgA の異常な糖鎖異常（glycosylation）によると報告した．また，血清 IgA の jacalin への結合は多量体の方が，単量体よりも強いことを示している．しかし，その当時著者らが行った実験系では，血清 IgA の jacalin への結合能についての結論はつけられなかった．

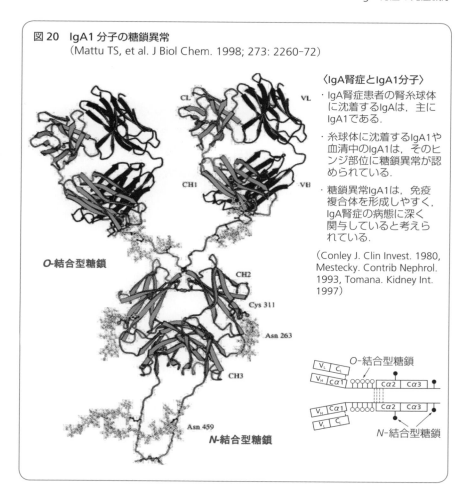

図20　IgA1 分子の糖鎖異常
（Mattu TS, et al. J Biol Chem. 1998; 273: 2260-72）

〈IgA腎症とIgA1分子〉
・IgA腎症患者の腎糸球体に沈着するIgAは，主にIgA1である．

・糸球体に沈着するIgA1や血清中のIgA1は，そのヒンジ部位に糖鎖異常が認められている．

・糖鎖異常IgA1は，免疫複合体を形成しやすく，IgA腎症の病態に深く関与していると考えられている．

（Conley J. Clin Invest. 1980, Mestecky. Contrib Nephrol. 1993, Tomana. Kidney Int. 1997）

　その後，Suzuki ら[36]は，IgA 腎症患者と健常者の末梢血液由来 IgA1 産生細胞株を樹立し，糖鎖異常の機序について検証した．各々の細胞株より産生される IgA1 の分子量や糖鎖構造を解析したところ，IgA 腎症患者由来の IgA1 は多量体が優位であり，ガラクトース（Gal）が欠損した Gal 欠損型 IgA1 や Gal が欠損し，かつシアル酸（NeuAc）が結合した構造をもつ糖鎖異常 IgA1（Gd-IgA1）が増加していることを明らかにした[36, 65]．特異的糖鎖修飾酵素の発現は，一部にはサイトカインによって規定されていると考えられる．Th2 サイ

トカインなどが B 細胞における β1, 3-galactosyltransferase と，その分子シャペロンである Cosmc の発現低下を誘導し，その結果 IgA1 の糖鎖異常に関与している可能性が示唆されている[66]．これまでの研究成果をまとめると，IgA ヒンジ部には O 結合型糖鎖が集簇し結合しているが，IgA 腎症患者の血清 IgA1 および糸球体より抽出された IgA1 には，ガラクトース（Gal）が欠損した O 型糖鎖をもつ糖鎖異常 IgA1 が増加していると考えられている．

　Gharavi ら[37]は，IgA 腎症患者の複数の家系を調査し IgA 腎症患者のみならず，発症していない血縁においても血清中の糖鎖異常 IgA1 が増加していることより，糖鎖異常 IgA1 の産生は，遺伝因子によって規定されている可能性を報告している．しかし，発症していない血縁においても血清中の糖鎖異常 IgA1 が増加していることは，Gd-IgA1 の増加・沈着だけでは IgA 腎症の病態を説明しきれず，IgA 腎症が発症するには，感染（何らかの細菌やウイルス）などの環境因子によって規定される免疫複合体（IC）形成など別の要因が関与すると考えられる．

Topics　血清糖鎖異常 IgA1

Yasutake ら[67]は Gd-IgA1 を特異的に同定する抗体を開発し血清中 Gd-IgA1 を測定する Gd-IgA1 Assay Kit（Kit-IBL，免疫生物研究所）が市販され，新たな臨床指標として期待されている．また，彼らは IgA 腎症の糸球体には Gd-IgA1 と IgA とが共存していることを証明した（図 21，22）．今後，尿中糖鎖異常 IgA1 の測定キットの市販が期待される．

●糖鎖異常 IgA1（Gd-IgA1）-免疫複合体（IC）

　IgA 腎症患者の血中・尿中には，IgA を含む IC も増加している．IC を形成する IgA は Gd-IgA1 であり，IgA 腎症患者血中には Gd-IgA1・IgA-IC および Gd-IgA1・IgG-IC が増加している．Suzuki ら[68]は，IgA 腎症患者血清中に Gd-IgA1 の O-結合型糖鎖の GalNAc 残基を特異的に認識する IgG 抗体を同定し，この Gd-IgA1 特異的 IgG は免疫グロブリン重鎖遺伝子の可変領域のアミノ酸配列が変化していることを明らかにした．以上の検討結果から，IgA 腎症の発症・進展には血清中の循環性 Gd-IgA1 の増加（1st hit）だけではなく，

JCOPY 498-22417

図21 IgA 腎症における血清 Gd-IgA1 測定

(Yasutake J, et al. Nephrol Dial Transplant. 2015; 30: 1315-21)[67]

Gd-IgA1 measurement in sera: Gd-IgA1 specific monoclonal antibody KM55
a: Gd-IgA1 ELISA, b: HAA lectin, c: Gd-IgA1 ELISA and HAA lectin
ELISA
lectin binding assay: snail helix aspersa agglutinin

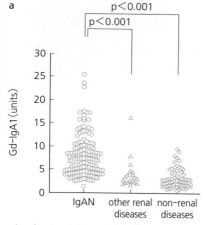

1 unit=1μg/mL enzymatically generated Gd-IgA1

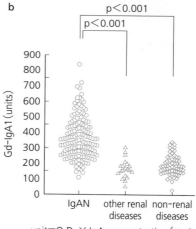

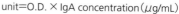

unit=O.D.×IgA concentration(μg/mL)

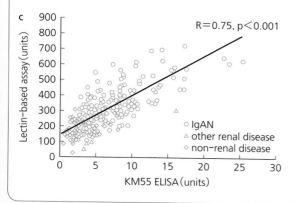

図 22　IgA 腎症糸球体における Gd-IgA1 と IgA 沈着（蛍光抗体二重染色）
（Yasutake J, et al. Nephrol Dial Transplant. 2015; 30:1315-21）[67]

a
b
c
KM55
Anti-IgA
Merge

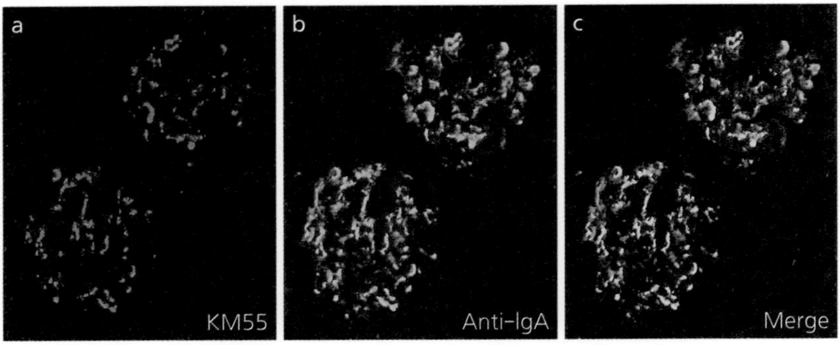

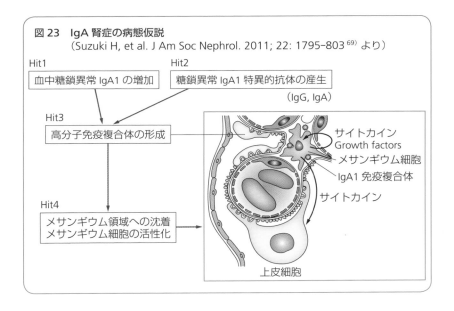

Gd-IgA1 deposition：Gd-IgA1 specific monoclonal antibody KM55

図 23　IgA 腎症の病態仮説
（Suzuki H, et al. J Am Soc Nephrol. 2011; 22: 1795-803 [69] より）

Hit1
血中糖鎖異常 IgA1 の増加
Hit2
糖鎖異常 IgA1 特異的抗体の産生
（IgG, IgA）
Hit3
高分子免疫複合体の形成
Hit4
メサンギウム領域への沈着
メサンギウム細胞の活性化
サイトカイン
Growth factors
メサンギウム細胞
IgA1 免疫複合体
サイトカイン
上皮細胞

anti-glycan antibodies（IgA and IgG）（自己抗体）の形成（2nd hit），病因惹起性 Gd-IgA1 型循環性 IC の形成（3rd hit）ならびに，腎糸球体メサンギウム領域への沈着とメサンギウム細胞活性（4th hit）が必要であると考えられる

JCOPY 498-22417

（Multi-Hit Mechanisms）（図 23）[69]. しかし, IC が腎糸球体メサンギウム領域への沈着および炎症への進展機序については, いろいろな説が報告されている.

　ヒト IgA 腎症と病態および遺伝子制御がきわめて類似している自然発症モデルマウス系（grouped ddY マウス）においても, 血中 IgA 濃度ではなく血中 IC 形成が病態の進展に深く関わることが判明している[70]. つまり, 糖鎖異常による IgA の自己凝集化あるいは, 内因性自己抗体との IC 形成による高分子化（多量体化）することは, 糸球体への親和性の亢進や補体活性の増強などを介して腎炎惹起性を獲得する可能性が考えられる.

●扁桃摘出術（扁摘）と血清 IgA・Gd-IgA1 の変動

　IgA 腎症患者では, 扁桃摘出術（扁摘）により血清 IgA 値が低下することがよく知られているが, 平均約 10%の低下が確認されている[71]. 扁摘後に血清 IgA 値の減少が大きい群と小さい群を比較すると, 大きい群では扁桃における自然免疫系の活性化が亢進し, 特に IgA 腎症との関連が示唆される TLR9 発現が高いことが確認された. また, その患者群では扁摘パルスの治療効果が高いことが示されている[71]. このことから, IgA 腎症における腎炎惹起性 IgA の一部は扁桃由来である可能性が考えられる. Nakata ら[72] の検討によれば, 扁摘後に Gd-IgA1 が低下する患者では, 低下しない患者に比べ有意に血尿が改善し, やはり扁桃における TLR9 の発現量は有意な高値を示した. Inoue らの報告[73]では, IgA 腎症患者の扁桃では前述の β1, 3-galactosyltransferase と, その分子シャペロンである Cosmc の発現の低下が確認されている. 以上より, 扁桃は IgA 腎症に関わる Gd-IgA1 産生部位の 1 つであることが強く示唆される. しかし, IC 形成に関与する自己抗体の産生部位については, いまだ十分には解明されていない. この自己抗体は T 細胞依存性に抗原抗体反応として成立したものであるのか, それとも多反応性の自然抗体との間で形成されているのかについても不明である. しかし, ヒンジ部の糖鎖修飾には種々のバリエーションがあることを考えると, 限られた抗原に特異的に反応する自己抗体よりも多反応性抗体による IC 形成が考えやすい. しかし, 何らかの抗原（細菌やウイルス, 食物など）の単回刺激でそのような現象が起こるのか, あるいは持続的な刺激が関与しているのかについての検証はなされていない.

　CD5 陽性 B1 細胞は, T 細胞非依存性に多反応性抗体を産生することが知ら

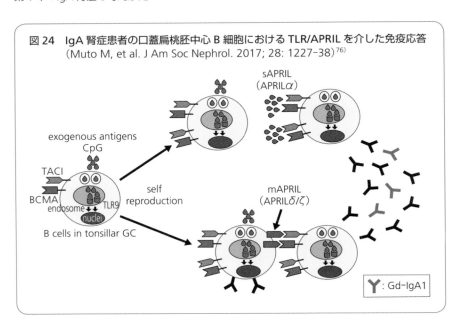

図 24　IgA 腎症患者の口蓋扁桃胚中心 B 細胞における TLR/APRIL を介した免疫応答
(Muto M, et al. J Am Soc Nephrol. 2017; 28: 1227–38)[76]

れている．Kodama ら[74]は，IgA 腎症患者の扁桃の胚中心（germinal center：
GC）には CD5 陽性の B 細胞が増加しており，この細胞の多い扁桃を有する患
者では扁摘による治療効果が高いことを示している．B 細胞の分化誘導に重要
な役割を果たす因子として，TNF スーパーファミリーに属する APRIL（A
proliferation-inducing ligand）が知られている．武藤らは，IgA 腎症患者より
摘出した扁桃の GC には APRIL 陽性細胞が増加しており，その数と重症度なら
びに扁摘後の治療反応性とは相関していた[75]．APRIL 陽性 GC の比率と，扁摘
後の血清 Gd-IgA1 および Gd-IgAIC レベルとの相関を検討したところ，IC レ
ベルと有意に相関することが明らかにされた．つまり，APRIL 陽性 GC B 細胞
は IC に関与する自己抗体産生に関わる可能性が示唆された．この点で扁桃は，
IC 産生に関わる多反応性抗体産生の場である可能性が考えられた．口蓋扁桃胚
中心（GC）における APRI の発現量が多い患者では，疾患重症度が高く扁摘に
よる治療効果（尿蛋白量，血清中糖鎖異常 IgA1 の低下率）が大きいことが検
証されている[76]（図 24）．

5　新規非侵襲的バイオマーカー

　前述のように IgA 腎症患者の血清中には多量体 IgA1 が増加し，糸球体に沈着ないし尿中に排泄される IgA は，主に IgA1 であることが証明されている．Yanagawa ら[18] らは，血清バイオマーカーとしての糖鎖異常 IgA（Gd-IgA1）および関連 IC の有用性を検討した．具体的には，IgA 腎症患者ならびに健診でこれまで尿所見異常を指摘されたことのない健常者や IgA 腎症以外の糸球体腎炎患者について，血清中 IgA・IgG および血清中 Gd-IgA1・Gd-IgA1 特異的 IgG，血清中 Gd-IgA1 特異的 IgA などを ELISA 法により測定した．IgA 腎症患者では，健常者や他の糸球体腎炎患者に比べ，これらのバイオマーカーの値は，有意に上昇していた．それら複数の血中バイオマーカーの成績を多変量解析で解析し，IgA 腎症の診断への有用性を検証し報告した[18]．その結果，少なくとも当研究では，IgA 腎症と非 IgA 腎症患者を識別するうえで特異度・感度ともに非常に高く優れた診断法が確立されたと考えている．

　一方，扁摘・ステロイドパルス療法を施行し寛解に至った IgA 腎症患者の治療前および治療後1～3年の血清を用い同様のバイオマーカーを測定したところ，これらのバイオマーカーが IgA 腎症の疾患活動性と相関することも見出した[77]．特に，これらバイオマーカーの変化は血尿の改善とよく相関していた．一方，硬化性の高い糸球体病変を有する IgA 腎症患者における尿蛋白は，これらのバイオマーカーの変化ときれいに相関しなかった．

　これらの事実は，血尿が IgA 腎症の病勢を評価するよい指標であることと，IgA 腎症で示される尿蛋白には活動性と相関する尿蛋白と，硬化病変に基づく尿蛋白の質の異なるものが混在していることを示唆している．

　今後，尿中 Gd-IgA1 や Gd-IgA1 IC 値をバイオマーカーとして新たに加えることで，IgA 腎症診断の特異度・感度がさらに改善することが期待されている．しかし，健常者やその他腎炎患者でもこれらのバイオマーカーが IgA 腎症と同様に上昇したり，逆にこれらのいずれかが健常者と変わらない範囲で推移したりしている IgA 腎症患者も存在している．つまり，単一のバイオマーカー

で IgA 腎症の診断や病態を解明することは困難であり，多数の関連バイオマーカーを設定・測定し，それらを組み合わせて解析することが必要であると考えられる[18]．著者らが以前報告した前述（13 頁）の 4 項目のバイオマーカーに新たなマーカーを付加することができれば，臨床診療においてより有用な検査法になるものと期待される．

6 IgA 腎症の進展機序

　IgA 腎症は前述のように，多量体 IgA1 あるいは IgA 型 IC の糸球体メサンギウム領域への沈着に端を発する糸球体腎炎である．病初期は免疫学的機序によって糸球体病変や尿細管・間質病変が形成されるが，次第に非免疫学的機序（微小循環障害など）が重なり，ついには腎機能が進行性に低下し ESKD へと進展すると思われる．これら免疫学的機序と非免疫学的機序とは互いに連関しながら本症の病態を形成するが，慢性化に伴い後者（いわゆる common pathway：非特異的・非免疫学的機序）の比重が大きくなると思われる[77]．IgA 腎症の発症は，腎炎惹起性の糖鎖異常多量体 IgA1 の持続的な産生と糸球体への沈着であるが，その後の慢性化はさまざまな進展因子の関与によっていると考えられる．IgA 腎症の予後は決して良好ではない．

(1) IgA1-IC の沈着と炎症の惹起および生理活性物質（サイトカイン，ケモカイン，補体など）の原尿への持続的濾過：図3に示すように IgA1-IC は糸球体メサンギウム領域にどのような機序によって沈着するのかについては，前述したようによくわかっていない．何らかの受容体〔FcαRI：CD89，アシアロ糖蛋白受容体，多量体免疫グロブリン受容体：pIgR，トランスフェリン受容体（TfR：CD71），Fcα/μ受容体，インテグリンα1/β1，α2/β2ヘテロ二量体など〕を介する系や免疫複合体の大きさ・補体結合性・荷電（charge），メサンギウム細胞の能動的貪食能の関与などがあげられている[78, 79]．IgA1-IC が糸球体メサンギウム領域に沈着し，メサンギウム細胞を刺激すると様々な液性因子（生理活性物質）が放出され，それらの因子がポドサイト障害や尿細管・間質障害を引き起こすと考えられる．

(2) 糸球体足細胞（ポドサイト）の尿中への排泄および腎内血行動態の変化（糸球体高血圧）と糸球体硬化：ポドサイトの消失と糸球体硬化との関連性が示唆されている．

(3) 尿細管・間質障害（炎症，線維化，虚血）の進展：原尿中の生理活性物

質（サイトカイン，ケモカイン，補体など）の尿細管での再吸収と生理活性物質の産生・分泌が尿細管障害や間質の線維化・虚血に関与していると考えられている．Aruga ら[80] は，62 症例の IgA 腎症患者の解析で，腎生検組織の尿細管・間質病変が進行するに従って（s-Cr の上昇，Ccr の低下），腎性貧血（Hb・Ht・赤血球低下，血清鉄正常）が進行することを報告した．

(4) 生活習慣の乱れに関連する背景因子：肥満や脂質異常症，高尿酸血症などがある．ESKD への進展因子としての重要性からみると，IgA 腎症の進展機序は複雑で多岐にわたるため，著者らがこれまで研究してきた要因に絞り考察する．

1　IgA 腎症における補体活性化

〈補体の役割〉

補体は侵入してきた異物を廃除する機能を有すると考えられている．また，補体活性により自己の細胞にも影響を与える可能性があるが，自己の細胞を保護する働きをもつ膜蛋白として制御因子が明らかになっている．それらには，DAF（decay accelerating factor），MCP（membrane cofactor protein），CD59 がある．補体活性化経路には，以下の 3 つの経路が知られている．

(1) 古典経路 (classical pathway)：抗原抗体結合物（免疫複合体 IC）によって，C1 → C4 → C2 → C3 → C5 → C6 → C7 → C8 → C9 の順序で次々に活性化される．

(2) 副経路 (alternative pathway)：IC がなくても細菌や種々の多糖体のような細胞壁重合体によって C3 以下が活性化される．異物の侵入はあったが，抗体がまだ作られていないという緊急の場合の経路と考えられる．C3 から活性化がはじまり，その後は古典経路と同じ経路で C9 まで活性化されていく．

(3) レクチン経路：レクチン経路は補体系を形成する 3 つの経路のなかで最も新しく発見された経路である．しかし，補体系の進化の面からみると最も古くから存在し，その後古典的経路，副経路が発達したと想定されている．したがって，レクチン経路は生物の誕生以来，生体防御におい

てきわめて重要な役割を果たしてきたものと考えられる.

レクチン経路の活性化は, 生体防御レクチンであるマンノース結合レクチン (MBL: mannose-binding lectin), L-ficolin, H-ficolin のいずれかが, 外来異物の表面に存在する糖鎖を認識・結合 (オプソニン化) し, MBL-associated serine protease (MASP) を活性化させることが引き金となる.

その後は古典的経路と同様に, C4 と C2 を分解して C4b2a よりなる C3 転換酵素を産生して C3 を活性化し, 連鎖的な蛋白分解反応を経て最終的には異物表面に膜侵襲複合体 (membrane attack complex: MAC) の C5b-9 が形成され, 異物が除去される仕組みとなっている. 興味深いことに, MBL 欠損症は人種や地域を問わず全人類の 5～10% に存在することが報告されている. しかし, 生体防御機構を担うレクチン経路が一転して, 自己の糖鎖異常を認識して活性化を起こすことがある. また, 近年の IgA 腎症に対する研究により, 糸球体に沈着した糖鎖異常 IgA をレクチンが認識することにより補体が活性化され, 糸球体腎炎を惹起するという機序が提唱されている. Ohsawa らは, IgA 腎症の進展と副経路ならびにレクチン経路の活性化との関連性を指摘している[81].

〈IgA 腎症における補体活性化〉

IgA 腎症の糸球体障害は, これまで副経路 (alternative pathway) を介してなされると考えられてきた[45]. それは, 前述のように IgA 腎症患者腎生検組織を用いた IgA と C3 の蛍光抗体二重染色で, それらは 100% merge しているのが認められたことによっている[41]. IgA 腎症腎組織では, C1q や C4 の沈着がみられないか, みられても IgG や IgM の沈着を伴った患者に弱陽性を示す程度であった. また, 著者らは IgA 腎症患者腎組織に新鮮凍結 guinea pig (GP) 血清を反応させた後に FITC 標識抗 GPC1q・C4・C3 抗血清で染色を行った. その結果, C1q および C4 の沈着 (活性化) はほとんどみられず, C3 の沈着が高頻度に認められた. この事実から, IgA 腎症腎組織 (糸球体) で副経路 (alternative pathway) の活性化が起こっていると報告した[82]. さらに, IgA とともに IgG・IgM の沈着を伴った患者では, C1q, C4, C4-binding protein (bp), β1H (factor H), C3, C5, C9, properdin, C3 activator (B) の沈着が多く認められた[83]. β1H (factor H) は, IgA の単独沈着群でも IgA と merge して認められている. したがって, IgA 腎症では副経路 (alternative pathway)

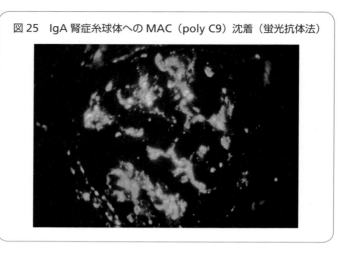

図 25　IgA 腎症糸球体への MAC（poly C9）沈着（蛍光抗体法）

と古典的経路（classical pathway）がともに関与していることが考えられた.
しかし, その後の多くの基礎・臨床研究からレクチン経路（lectin pathway）を
介しても引き起こされると考えられるようになっている[84].

　補体 C3 および C3 コンベルターゼの活性化亢進は, 膜侵襲性複合体（MAC）
の形成によって引き起こされる組織障害のカギとなる因子である. MAC は, 3
つのすべての補体経路に共通する補体系の C5 以後の late component の活性
により形成される複合物で C5b6789 と表されるが, 膜障害性に働くと考えられ
ている（図 25）. 著者らは, MAC の制御因子である S-protein が C9 とともに
糸球体に沈着（蛍光抗体二重染色陽性）していることを見出し, それらの陽性
症例では糸球体毛細血管係蹄の Bowman 嚢との癒着を呈する例が有意に多い
ことを報告している[85]. また, IgA 腎症糸球体における C3c と C9 の沈着は,
糸球体障害の活性化に関与する因子の 1 つであることをコンピューターによる
定量的検索で証明した[86]. Wagrowska-Danilewicz ら[87] は, 糸球体に C4d の
沈着を伴った IgA 腎症患者は, 伴わない患者に比べ明らかに蛋白尿の高値, 血
清 Cr の高値, eGFR の低値, 尿細管・間質の線維化 50% 以上, 糸球体内皮細
胞増殖がみられたと述べている. C4 の活性化はレクチン経路によるとされてい
るが, C4d の沈着は IgA 腎症の予後判定に有用であると思われる.
　血清補体および補体制御蛋白は, IgA 腎症の病態に関与していると考えられ

る．IgA 腎症は，低補体血症性糸球体腎炎ではなく，正常範囲内で血清補体成分は増減し血清 C3 値およびその変動は，疾患活動性やメタボリック状態を反映するマーカーになり得ると思われる．Onda ら[88]は，高補体血症が IgA 腎症の進展に関与し，また補体制御蛋白の増加によって制御されていることを明らかにした．特に，血清補体 C4-結合蛋白（C4-binding protein）の増加は，本症の組織障害度を示すのではないかと考えている[88]．IgA 腎症においては，補体の活性化が起こり尿中 MAC・H 因子・プロペルディン（P）値は健常者のそれらに比べ有意に増加していた[89]．これらの測定は，本症の組織障害度を知り得る非侵襲的マーカーになり得ると思われる．Ohsawa ら[90]は，IgA 腎症の免疫組織学的検索により補体 C3 は糸球体のみならず糸球体外（Bowman 嚢壁および輸出・入細動脈壁）に沈着していることを明らかにした．C3 からなる IC は，糸球体メサンギウム領域から糸球体毛細血管と Bowman 嚢の癒着部を経て Bowman 嚢側に移行し得る可能性を示唆した．こうした IgA 腎症患者は，予後不良であることから糸球体外への C3 沈着は，予後を判定する免疫組織学的マーカーの 1 つになると思われる．また，Kusaba ら[91]は，178 症例の IgA 腎症について電顕的に観察し，糸球体メサンギウム領域にのみ EDD がみられる群（A 群）と糸球体メサンギウム領域のみならず他の部位にも EDD が認められる群（B 群）に分類した．当然検討した全症例が A 群に入ったが，36 症例（20％）は B 群であった．B 群では，A 群に比べ半月体形成や蛋白尿が高度であり，血清アルブミンや推算糸球体濾過量（eGFR）は有意に低値であった．したがって，EDD の分布・部位を詳細に観察することは疾患活動性をみるうえで有用であると結論した[91]．

Topics　糖鎖異常 IgA1（Gd-IgA1）と補体活性

動物モデルでの検討では，Gd-IgA1 が 3 つの補体経路を介し活性化するとの所見がみられるが，IgA 腎症患者では Gd-IgA1 が補体を直接活性化しているとのエビデンスについては，いまだ明らかではない．Gd-IgA1 と C3，mannose-binding lectin，L-ficolin と co-localize していたことからレクチン経路を活性化するとの報告もみられる[92]が，その説については Gd-IgA1 の特性から考えると疑問も多い．

2　糸球体への T 細胞・単核球浸潤

　著者らは，糸球体における intercellular adhesion molecule（ICAM）-1 の発現が，疾患活動性にどのような影響を与えるかを検討した．糸球体でのICAM-1 発現とリンパ球・単球・好中球の浸潤について蛍光抗体二重染色法により検索した結果，ICAM-1 発現は IgA 腎症の高度組織障害症例に強くみられ，その発現が高度な糸球体には，リンパ球（OKT4[+]，OKT8[+] 細胞：旧サブセット名）と単球（OKM1[+] 細胞），好中球の浸潤が著明であった[93]．ICAM-1発現程度は IgA の沈着程度よりも弱く，ICAM-1 発現部位は糸球体毛細血管壁の内皮細胞側にみられ，IgA の沈着部とは merge していないことが蛍光抗体二重染色で確認された．ICAM-1 発現亢進は，IgA 型 IC の結合というよりは，これら浸潤細胞から分泌される種々のサイトカイン，例えば IL-1，TNF やimmune IFN によってなされると考えられた[94]．さらに，IgA 腎症では，糸球体への T 細胞サブセット（OKT3[+] 細胞＋OKT8[+] 細胞＋OKM1[+] 細胞）浸潤がnon-IgA 増殖性腎炎に比べ有意に多く，T 細胞や単球を含む免疫制御が IgA腎症の増悪に関与していることを明らかにした[93,94]．

3　糸球体上皮細胞（ポドサイト）障害

　糸球体毛細血管壁の陰性荷電（その 1 つにシアル酸がある）の消失・減弱が蛋白尿の出現・増加と関連することが知られている．*Limulus polyphemus*（*LPA*）や *Tricum vulgaris*（*WGA*）といったレクチンが糸球体毛細血管壁のシアル酸と結合すると考えられている．そこで，IgA 腎症腎組織を用い免疫グロブリンと *LPA・WGA* との蛍光抗体二重染色を行った．その結果，正常と思われる腎組織への *LPA・WGA* の染色は，糸球体毛細血管壁を中心に明らかに認められたが，IgA の糸球体毛細血管壁への沈着が強い IgA 腎症症例では*LPA・WGA* の染色は逆に弱かった[95]．つまり，そうした IgA 腎症患者では陰性荷電（シアル酸）が減少していると考えられた．しかし，この現象はどちらが原因でどちらが結果なのかについては，明らかではなかった．さらに，この現象は IgA 腎症に特異的であるとは思われなかった．

　著者と白土は，電顕的観察で陽性荷電物質である polyethyleneimmine（PEI）

を反応させることで陰性荷電を糸球体上に証明した．正常腎組織もしくはIgA腎症の軽度障害群では，PEIはGBMに連続性に認められるのに対し，IgA腎症高度障害群ではEDDによって，PEIの連続性局在に乱れが生じていた．この事実は，ICの沈着により陰性荷電が消失し高度な蛋白尿や腎機能障害を招く可能性を示している．

　近年，IgA腎症の進展に糸球体上皮細胞（ポドサイト）障害の役割が注目されている．障害を受けたポドサイトがGBMから剝離し尿中に脱落すると，本来増殖能に乏しくよく分化している残存ポドサイトは，GBMの表面全体を覆うことができなくなり，GBMの一部がBowman腔に露呈されることになる．この露出面を被覆する形でBowman嚢上皮細胞の増殖が起こり，糸球体毛細血管係蹄とBowman嚢との癒着や分節状硬化が惹起されると考えられている[96]．Lemleyら[97]は，IgA腎症（17症例）を対象にGFR値，GBMの非選択的蛋白透過性指数と各種腎病理所見との相関を検討した．GFR値は全節性（球状）糸球体硬化と強い負の相関を示すとともに，単位糸球体当たりのポドサイト数と有意な正の相関を示したこと，さらにポドサイト数は全節性硬化および非選択的蛋白透過性指数と有意な負の相関を示したことから，ポドサイト数の減少の程度がIgA腎症の機能的ならびに組織学的障害度と密接に関連する可能性を示した[97]．それとほぼ同時期にHishikiとShiratoら[98]は，ポドサイト障害，つまり糸球体1個当たりのポドサイト数の減少と残存する1個のポドサイトが覆う糸球体表面面積の増加は，IgA腎症の疾患活動性（蛋白尿の程度）とよく相関することを報告した．

　IgA腎症患者において，いかなる機序でポドサイト障害が惹起されるのか，その詳細は明らかではない．ポドサイト障害には複数の原因が想定されている．増殖因子の1つであるTGF-βは，炎症を示す糸球体において発現が亢進していることが認められており，線維化を促進する重要な増殖因子である．また，同時にTGF-βは，ポドサイトにアポトーシスを誘導することが示されている．肥大糸球体にポドサイト障害が伴いやすいことから，後述する糸球体高血圧との関連も推察されている．またポドサイトには，Ang II受容体が存在することから，Ang IIによる直接的障害あるいは，随伴する酸化ストレス（活性酸素種ROS）の関与などが考えられている．しかし，Ang IIの直接的障害を否定する実験結果も報告されており，見解の一致はみられていない．IgA腎症患者では，

アポトーシスに陥ったポドサイトが尿中に観察されることが以前から報告されている．Hara ら[99]は，IgA 腎症（17 症例）と紫斑病性（HSP）腎炎（IgA 血管炎）（3 症例）から経時的に採取した腎生検組織標本と尿検体を用いて，疾患活動性と進展における尿中ポドサイトの役割を解析した．それによると，糸球体の管内細胞増殖および管外細胞増殖，間質への炎症細胞浸潤などの急性病変の程度は，血尿および蛋白尿，尿中ポドサイト数と相関し，糸球体の慢性病変や全節性硬化，間質線維化の程度は，経過中の累積尿中ポドサイト数と相関することを報告した[99]．したがって，尿中へのポドサイトの持続的排泄はポドサイトの減少（podocytopenia）をきたし，IgA 腎症の進展に関与し得るものと考えられる．以上のように，IgA 腎症におけるポドサイト障害は，ESKD への進展の中心的役割を担っている可能性がある．

この podocytopenia は IgA 腎症のみならず，糖尿病性腎症や巣状糸球体硬化症においてもみられている．ポドカリキシン（PCX）は，ポドサイトの apical cell membrane 上に存在し，ポドサイト障害により切断され尿中に排泄される．尿中 PCX 量は，さまざまな急性の糸球体障害度と関連するとされている．Hara らの報告[100]では，尿中 PCX 量は IgA 腎症を含めた小児糸球体腎炎の急性糸球体障害の程度とよく相関するとしている．Asao と Asanuma ら[101]は，成人 IgA 腎症患者における尿中ポドサイト数および尿中 PCX 量，糸球体障害の関連性について検討した．その結果，尿中 PCX 量は急性糸球体毛細血管外病変と明らかに関連していた．また，分節性硬化病変を伴った IgA 腎症患者での蛋白尿および尿中ポドサイト数は，分節性硬化病変を伴わない患者に比べ有意に多かった（図 26, 27）[101]．したがって，尿中ポドサイト数・PCX 量は，IgA 腎症の組織障害度を予知するうえで有用であると思われた．

一方デンドリンは，ポドサイトの slit diaphragm に局在する分子（成分）であるが，IgA 腎症においても核内に移動しアポトーシスに関与するか否かについては，よくわかっていなかった[102]．Kodama ら[103]は，IgA 腎症における核内デンドリンの局在を明らかにし，デンドリンのポドサイト核への移動と病変の進展との関連性を示した．その結果，急性糸球体外病変と糸球体 1 個ごとのデンドリン陽性核数とは，正の相関を示した．尿中ポドサイトの核内にデンドリンが証明され，尿中ポドサイトにはアポトーシスのマーカーである annexin V が染色された．したがって，糸球体内デンドリン陽性核は急性糸球体障害を

図 26　尿中ポドカリキシンと組織障害（Shigematsu's classification）

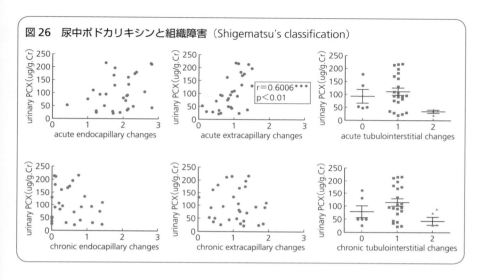

図 27　尿中ポドサイト数と組織障害（Oxford classification）

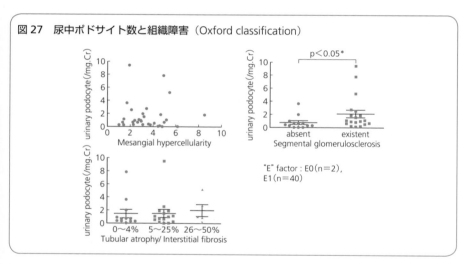

示すマーカーになり得ると思われる[103]．また，デンドリンのポドサイト核内へ
の移動は，急性糸球体障害でのポドサイトにアポトーシスを惹起し，podocyto-
penia へと進展すると考えられる．Qiu ら[104]は発症早期の IgA 腎症患者では抗
アポトーシス作用を有する Bcl-2 のポドサイトにおける発現が亢進しているの
に対し，進行期 IgA 腎症患者では Bcl-2 のポドサイトにおける発現は低下して

いることを報告した．また，Bax/Bcl-2 比の増加は，糸球体細胞のアポトーシスや糸球状硬化と正の相関を示したことを報告した．これは，ポドサイトにおける Bcl-2 発現が IgA 腎症の予後に関係する可能性を示唆している[104].

浅沼らは，ポドサイトが恒常的にオートファジー活性の高い細胞であり蛋白尿を伴う糖尿病性腎症や巣状分節性糸球体硬化症ではオートファジー活性が低下していることから，IgA 腎症の発症・進展においてもオートファジーが関与している可能性を示唆している[105].　Liang ら[106] は，IgA 腎症患者の凝集 IgA1 を添加した培養メサンギウム細胞を用いた実験系で，ラパマイシンがオートファジーの誘発によりアポトーシスを低下させることを報告している．

4 細胞外基質成分の変化

糸球体は，さまざまな細胞外基質（ECM）で構成されているが，IgA 腎症の糸球体には IV 型コラーゲンやラミニン，フィブロネクチンなどの ECM の蓄積が認められる．これには，IgA1 型免疫複合体のメサンギウム細胞への刺激亢進による産生亢進と一度蓄積した後の分解の低下が関与していると思われる．その 1 つに IV 型コラーゲンの non-collagenous（NC-1）domain があるが，NC-1 domain は糸球体毛細血管壁に線状に認められたが，二重染色により IgA はその内側の内皮細胞下とメサンギウム領域に認められた[107].　また，本症腎組織に IgA とフィブロネクチンの二重染色とクエン酸での elution study を行ったところ，IgA の沈着部位と増生・拡大したフィブロネクチン（fibronectin：FN）の染色部位とは異なっていた（図 28）．図 28 にも示したが，産生・蓄積した FN は糸球体毛細血管壁および糸球体毛細血管と Bowman 嚢との癒着部に染色された．

5 尿細管・間質障害

尿細管・間質病変は，糸球体病変以上に IgA 腎症の予後と深く関連する重要な組織学的因子と考えられている[108].　間質への浸潤細胞の役割に関し Myllymäki ら[109] は IgA 腎症患者（204 症例）の免疫組織学的解析で尿細管・間質における leukocyte common antigen，T 細胞マーカーである CD3，マク

図 28　IgA 腎症糸球体でのフィブロネクチン（左）と IgA（右）染色（蛍光抗体法）
両者の染色部位は必ずしも一致していない.

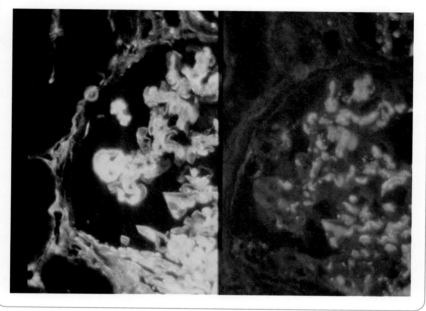

ロファージマーカーである CD68 および IL-1β の発現について検討している.
血清クレアチニン（s-Cr）値が正常範囲を超えて基礎値の 20% 以上に上昇した
場合を腎障害の進展と定義すると，それらの発現は腎障害と有意に相関する因
子であることを報告した[109]. 特に，CD3 発現は腎生検時に s-Cr 値が正常で
あった IgA 腎症患者における進展と深く関連したと報告している. 一方，van
Es らは IgA 腎症（50 症例）を後ろ向きに解析し，eGFR 60mL/min/1.73m^2 以
上の早期 IgA 腎症患者において，細胞障害性 T 細胞（GMP17-positive-T cells）
および B 細胞の尿細管・間質への浸潤がその後の進行の予測因子になり得る
ことを明らかにした[110]. この報告は，糸球体病変からの進展の結果としての尿
細管萎縮・間質線維化のみならず，病初期から認められる尿細管・間質の急性
病変が，その後の進行に関与し得ることを示したものである. また，著者らは，
増殖性病変が進行した IgA 腎症では T 細胞由来のリンホカリンである IL-6
や単球・T 細胞に対するケモカインである単球走化性蛋白 monocyte chemoat-

tractant protein（MCP）-1 が尿中に著明に増加していることを報告した[111]．しかし，これらの値は尿蛋白量とよく相関することから，炎症性変化の結果として蛋白尿を経時的に測定することでも代用できると思われる．

一方，マスト（肥満）細胞は造血前駆細胞由来であり炎症部位に浸潤することが知られている．ヒトのマスト細胞には，トリプターゼのみを含む（陽性）細胞（MCT）とトリプターゼ・キマーゼの両方を含む（陽性）細胞（MCTC）の 2 種類がある．MCT は免疫反応に関与し，MCTC は血管新生や組織再生に関与しているとされている．またマスト細胞は，線維化や ECM の分解にも関与している．Kurusu ら[112] や Sakamoto-Ihara ら[113] は，MCT と MCTC の浸潤を IgA 腎症腎生検組織で免疫組織学的に検討した．MCT の浸潤は，間質の線維化部位のみならず非線維化部位にも認められたことより，本症の予後を判定し得るマーカーになるのではないかと考えられた．さらに，IgA 腎症の間質には MCT よりも MCTC が多く認められた．また高度に障害された IgA 腎症患者では，Ang II 陽性細胞数は，MCTC や MCT とよく関連していることを明らかにした[113]．つまり，ヒトマスト細胞によるキマーゼ由来の Ang II 合成は，IgA 腎症の炎症や線維化に関わっているのかもしれないと思われた．

6　その他の因子：肥満・メタボリックシンドローム

肥満やメタボリックシンドロームは，IgA 腎症を含めた慢性腎臓病（chronic kidney disease：CKD）（図 29）の発症リスク因子であり，同時に進展促進因子でもある．肥満者の腎組織では糸球体肥大やポドサイト障害を認め，進行すると糸球体硬化が出現する．IgA 腎症患者でも肥満者では非肥満者と比べ組織所見がより進行しており，高血圧の合併率も高いことが示されている．喫煙や脂質・尿酸代謝異常も腎障害の進展に関与することが知られており，IgA 腎症患者においても肥満者では尿所見の改善が遅く体重の適正化が必要である．Shimamoto ら[114] は，腎生検時肥満であった群（BMI 23.1～31.9kg/m²）では，やせ（BMI 15.6～20.2kg/m²）や普通群（BMI 20.2～23.0kg/m²）に比べ，高血圧や脂質異常症，高尿酸血症，高補体血症が高度であったことを報告した．また，最終観察時点での蛋白尿の改善は肥満群で明らかに遅延していた[114]．また，Suzuki ら[115] の報告では，IgA 腎症患者における血清補体 C3 の平均 6.7 年

図 29　CKD の重症度分類（CKD 診療ガイド 2012 より）

CKD の重症度分類

原疾患	蛋白尿区分		A1	A2	A3
糖尿病	尿アルブミン定量 (mg/ 日)		正常	微量アルブミン尿	顕性アルブミン尿
	尿アルブミン /Cr 比 (mg/gCr)		30 未満	30〜299	300 以上
高血圧 腎炎 多発性嚢胞腎 移植腎 不明 その他	尿蛋白定量 (g/ 日)		正常	軽度蛋白尿	高度蛋白尿
	尿蛋白 /Cr 比 (g/gCr)		0.15 未満	0.15〜0.49	0.50 以上
GFR 区分 (mL/ 分 / 1.73m²)	G1	正常または 高値	>90		
	G2	正常または 軽度低下	60〜89		
	G3a	軽度〜 中等度低下	45〜59		
	G3b	中等度〜 高度低下	30〜44		
	G4	高度低下	15〜29		
	G5	末期腎不全 (ESKD)	<15		

重症度のステージは GFR 区分と蛋白尿区分を合わせて評価する.
重症度は原疾患・GFR 区分・蛋白尿区分を合わせたステージにより評価する．CKD の重症度は死亡，末期腎不全，心血管死亡発症のリスクを□のステージを基準に，■，■，■の順にステージが上昇するほどリスクは上昇する.

（KDIGO CKD guideline 2012 を日本人用に改変）

に及ぶ経過観察で補体 C3 が上昇する群では，明らかに血尿や蛋白尿，eGFR が改善されていた．したがって，IgA 腎症においても CKD と同じように脂質代謝異常や補体の変動についても検討することを忘れてはならないと思われる．また，Honda ら[116] は栄養状態を反映する補体の側面を利用し，末期腎不全維持透析患者（原疾患：慢性腎炎症候群，糖尿病性腎症，腎硬化症など）の血液透析（HD）から On-line HDF への切り替え時の栄養状態の変化をターンオーバーの速い補体分子を用いて評価できる可能性を報告した．補体に関する研究も栄養状態の評価や腎代替療法の選択に関するものまで，その範囲を広げている.

● 第 2 章 ●

IgA 腎症の治療の進めかた

　IgA 腎症治療の基本は, 臨床所見（尿所見: 特に蛋白尿, 糸球体濾過量, GFR）と腎生検による組織学的所見の程度によって進められる. 本症は慢性腎臓病（CKD）の主な原疾患であることから, その治療も CKD と同様に生活指導（食事療法, 安静度サポート, 運動サポート）とともに薬物療法を行うことが必須である. また, わが国を中心に扁桃摘出術（扁摘）＋ステロイドパルス（ステロイド短期大量）療法が行われている.

IgA 腎症の病理組織学的分類

1　わが国の病理組織学的分類の変遷

　光顕所見上，糸球体には巣状分節性からびまん性全節性（球状）まで，種々の程度のメサンギウム増殖性変化（メサンギウム細胞増殖やメサンギウム基質の増生・拡大）が認められる．また，しばしば半月体形成や糸球体毛細血管係蹄の壊死，糸球体毛細血管係蹄と Bowman 嚢との癒着，分節性硬化，全節性硬化など多彩な病変を伴っている．さらに，多くは糸球体障害の程度に伴い間質への炎症細胞浸潤や間質の線維化，尿細管の萎縮が認められる．糸球体外細動脈内膜の硝子化や小葉間動脈から弓状動脈内膜の線維性肥厚を伴う．免疫組織学的検索（蛍光抗体法または酵素抗体法）による所見では，糸球体メサンギウム領域を主体とする IgA（IgA1）のびまん性顆粒状沈着が他の免疫グロブリン（IgG，IgM，IgE，IgD）よりも優位で，しばしば補体 C3 の沈着を伴っている（補体の活性化については前述 46 頁参照）．電顕所見上は，糸球体メサンギウム基質内，特にパラメサンギウム領域を中心に高電子密度沈着物（electron dense deposits：EDD）が認められる．また，進行した症例では，EDD は糸球体基底膜側（上皮細胞下，内皮細胞下，基底膜内）にも認められる．

A　白井・富野分類

　著者が市立札幌病院病理部（部長：故 伊藤哲夫）で研修した当時用いていた定量化を示した分類である．IgA 腎症は，その組織障害度から軽度（Group I），中等度（Group II），高度（Group III）の 3 群に分けられている．Group I は糸球体病変があまり著明でない grade であり，Group II は明らかな糸球体メサンギウム領域の肥厚を示す典型的な病変である．Group III は，Group II の変化に加え糸球体毛細血管係蹄の Bowman 嚢との癒着が観察した全糸球体の 50％以上を占めるものと，30～49％の範囲であっても半月体形成かあるいは糸球体の硝子化・硬化がやはり 30％以上にみられるものである[117]．東海大学内科（教

授: 堺 秀人) で用いられた分類 (基本的には, 慶應義塾大学病理学 坂口弘分類を基にしている) は, この Group III をさらに 2 つに分けたような型 (4 群) になっている. この分類の特徴は, 糸球体毛細血管係蹄の Bowman 嚢との癒着と半月体形成, 糸球体硝子化・硬化に注目している点である. しかし, こうした半定量的な分類は, 開放性腎生検や半開放性腎生検などにより多数の糸球体が採取された場合には有用であるが, 針生検 (needle renal biopsy) により採取される糸球体が少数の場合にはやや不向きである. 現在, 開放性腎生検の適応については, 針生検での採取が困難な場合に限定される.

B IgA 腎症分科会第 2 版

従来わが国では「IgA 腎症診療指針」厚生労働省難治性疾患克服研究事業進行性腎障害に関する調査研究班 (主任研究者: 堺 秀人) の IgA 腎症分科会 (分担研究者: 富野康日己) において, 糸球体メサンギウム細胞の増殖とメサンギウム基質の増生・拡大, 糸球体硬化, 半月体形成, 糸球体毛細血管係蹄のBowman 嚢との癒着, 尿細管・間質病変, 血管病変の程度から, IgA 腎症患者の予後を, ①予後良好群, ②予後比較的良好群, ③予後比較的不良群, ④予後不良群の 4 群に分類してきた. それらの予後分類は, 以下の通りである (表5) [118].

①予後良好群: 透析療法に至る可能性がほとんどないもの

②予後比較的良好群: 透析療法に至る可能性が低いもの

③予後比較的不良群: 5 年以上・20 年以内に透析療法に移行する可能性があるもの

④予後不良群: 5 年以内に透析療法に移行する可能性があるもの

この分類は, 多くの腎診療スタッフが一律に (いつでも, どこでも) 組織障害の程度を理解し腎予後を予測することができることを目的にしたものであり, その貢献は大きいと思われる. この分類は研究班に所属した腎臓内科医と腎臓病理医の経験をもとに作られたものである. この分類の妥当性を検証するvalidation study はなされなかったことは, 残念である.

C IgA 腎症分科会第 3 版

わが国においても科学的根拠 (エビデンス) に基づいた IgA 腎症予後分類の

表5　IgA 腎症分類第 2 版　厚生労働省特定疾患進行性腎障害調査研究班・日本腎臓学会合同委員会

[分類]

IgA 腎症患者を腎生検施行の時点で以下の 4 群に分ける．ただし，経過中に他の群に移行することがある．
　①予後良好群：透析療法に至る可能性がほとんどないもの．
　②予後比較的良好群：透析療法に至る可能性が低いもの．
　③予後比較的不良群：5 年以上・20 年以内に透析療法に移行する可能性があるもの．
　④予後不良群：5 年以内に透析療法に移行する可能性のあるもの．

[細目]

1．腎生検光顕標本組織所見

　予後判定は腎生検光顕標本の組織所見をもとに行い，必要に応じてその他の指標の所見を加味して判断する．
　なお，標本中の糸球体数は 10 個以上であることが望ましい．

A．糸球体所見

　①予後良好群：軽度のメサンギウム細胞増殖と基質増加のみ．糸球体の硬化・半月体・Bowman 嚢との癒着は認めない．
　②予後比較的良好群：軽度のメサンギウム細胞増殖と基質増加．糸球体の硬化・半月体の形成・Bowman 嚢との癒着を認める糸球体は全生検糸球体の 10% 未満である．
　③予後比較的不良群：中等度，びまん性のメサンギウム細胞増殖と基質増加．糸球体の硬化・半月体の形成・Bowman 嚢との癒着を認める糸球体は全生検糸球体の 10〜30% である．
　④予後不良群：高度，びまん性のメサンギウム細胞増殖と基質増加．糸球体の硬化・半月体の形成・Bowman 嚢との癒着を認める糸球体は全生検糸球体の 30% 以上である．さらに硬化部位加算し全節性硬化に換算すると，その硬化率は全糸球体の 50% 以上である．また代償性肥大を示す糸球体をみることがある．

B．尿細管・間質・血管所見

　①予後良好群：尿細管・間質・血管に著変を認めない．
　②予後比較的良好群：同上．
　③予後比較的不良群：尿細管萎縮は軽度で，間質では一部の硬化糸球体周囲以外には細胞浸潤は軽度である．血管には軽度の硬化性変化を認める程度である．
　④予後不良群：尿細管萎縮および間質細胞浸潤は高度で，線維化も高度である．一部の腎内小動脈壁に，肥厚あるいは変性を認めることがある．
　なおこれらの指標のなかでは糸球体硬化率と間質の線維化の程度が判定上重要である．

2．その他の臨床所見

　腎生検の組織所見に加えて，血圧，血清クレアチニン，クレアチニン・クリアランス，尿蛋白量などの値に悪化傾向が認められた場合は，予後判定の重要な補助手段となる．

必要性が叫ばれるようになり，2005 年から厚生労働省難治性疾患克服研究事業進行性腎障害に関する調査研究班（主任研究者：富野康日己）の IgA 腎症分科会（分担研究者：川村哲也）が主体となって多施設共同研究を展開してきた．多くの集積されたデータをもとに作成した新たな予後分類（透析導入リスクの層別化）が，「IgA 腎症診療指針―第 3 版―」として公表された[119]．新分類では，透析導入と関連する 5 つの糸球体病変，すなわち急性病変としての細胞性半月体，線維細胞性半月体および慢性病変としての全節性硬化，分節性硬化，線維性半月体のいずれかを有する糸球体が総糸球体数に占める割合に基づいて組織学的重症度が決められている（表 6a, b, c）．ただし，糸球体数は少なくとも 10 個以上が必要である．

　この分類の特徴は，組織学的重症度分類と臨床的分類を組み合わせた透析導入のリスク層別化と各リスク群における診療指針を示している．

2　オックスフォード国際分類

　2009 年に報告されたオックスフォード国際分類（MEST 分類）は，欧州（イギリス，フランス，イタリア），アジア（日本，中国），南・北アメリカ（チリ，アメリカ，カナダ）の 8 カ国からエントリーされた IgA 腎症患者（268 症例）の病理標本と臨床検査成績の解析により得られたエビデンス（根拠）に基づいて作成された分類である（表 7）[120]．オックスフォード分類では，腎予後と関連する病理所見のうち各評価者間で再現性（一致率）の低い所見を除外したうえで，メサンギウム細胞の増加，分節性糸球体硬化，間質の線維化・尿細管萎縮が，腎生検時の尿蛋白量，eGFR，平均血圧などの従来腎予後と関連すると考えられてきた臨床所見とは独立した予後関連因子であることが明らかにされた[121]．さらに，副腎皮質ステロイド薬・免疫抑制療法を受けなかった患者では，糸球体毛細血管内の細胞（内皮細胞，メサンギウム細胞）増加を有する患者の腎機能低下が顕著であったことから，管内細胞増加も予後関連因子の 1 つとされた．

　2014 年，これまでの検討をもとにオックスフォード分類の改訂が議論された．その結果，MEST 分類に管外性細胞増殖（半月体）（C 病変）が加えられた（MEST-C 分類）．C0（半月体なし），C1（半月体形成率 0 より大きく 25%

表 6a　IgA 腎症分類第 3 版　厚生労働省難治性疾患克服研究事業進行性腎障害に関する調査研究班: IgA 腎症分科会

【臨床的重症度分類】

臨床的重症度	尿蛋白（g/ 日）	eGFR（mL/min/1.73m²）
C-Grade Ⅰ	<0.5	—
C-Grade Ⅱ	0.5≦	60≦
C-Grade Ⅲ		<60

表 6b　IgA 腎症分類第 3 版　厚生労働省難治性疾患克服研究事業進行性腎障害に関する調査研究班: IgA 腎症分科会

【組織学的重症度分類】

組織学的重症度	腎予後と関連する病変*を有する糸球体 / 総糸球体数	急性病変のみ	急性病変＋慢性病変	慢性病変のみ
H-Grade Ⅰ	0〜24.9%	A	A/C	C
H-Grade Ⅱ	25〜49.9%	A	A/C	C
H-Grade Ⅲ	50〜74.9%	A	A/C	C
H-Grade Ⅳ	75%以上	A	A/C	C

*急性病変（A）: 細胞性半月体（係蹄壊死を含む），線維細胞性半月体
　慢性病変（C）: 全節性硬化，分節性硬化，線維性半月体

注1）これら 5 つの病変は，2009 年に報告された「IgA 腎症オックスフォード分類」で採用された以下の定義に基づいて評価するものとする.
　細胞性半月体: 3 層以上の管外性細胞増殖があり，その成分として細胞が 50%を超える病変
　係蹄壊死: フィブリンの滲出や核崩壊を伴った糸球体基底膜の断裂（壊死の基準を満たすには，少なくともこれら 3 つのうち 2 つの病変の存在が必要）
　線維細胞性半月体: 細胞が 50%未満で細胞外基質が 90%未満の組み合わせからなる線維細胞増殖
　全節性硬化: すべての糸球体毛細血管係蹄の硬化がみられるが，すべての係蹄に及ばないもの
　線維性半月体: 90%以上の細胞外基質からなる Bowman 嚢円周の 10%を超える管外性線維病変
注2）従来の予後判定基準で採用されていた Bowman 嚢との癒着は，以下のオックスフォード分類の定義に従って厳密に評価したところ，予後関連因子としては選択されなかった.
　癒着: 糸球体毛細血管係蹄と Bowman 嚢の間の連続した領域を指し，管外性病変や分節性硬化病変とは区別される.

表 6c　IgA 腎症患者の透析導入リスクの層別化

臨床的重症度 ＼ 組織学的重症度	H-Grade Ⅰ	H-Grade Ⅱ	H-Grade Ⅲ＋Ⅳ
C-Grade Ⅰ	低リスク	中等リスク	高リスク
C-Grade Ⅱ	中等リスク	中等リスク	高リスク
C-Grade Ⅲ	高リスク	高リスク	超高リスク

JCOPY 498-22417

表7 IgA 腎症オックスフォード分類
(Coppo R, et al. Kidney Int. 2009; 76: 534-45[120], Coppo R, et al. Kidney Int. 2010; 77: 921-7[121] より)

病理パラメータ		定義	スコア	
メサンギウム細胞増多	<4	メサンギウム基質内のメサンギウム細胞数=0	M0	≦0.5
	4〜5	メサンギウム基質内のメサンギウム細胞数=1	M1	≧0.5
	6〜7	メサンギウム基質内のメサンギウム細胞数=2		
	<8	メサンギウム基質内のメサンギウム細胞数=3		
	メサンギウム細胞増多スコアはすべての糸球体の平均値として算出される*			
糸球体分節性硬化	糸球体毛細血管係蹄の硬化が分節性(全節性でない)にみられ,癒着を伴っていてもよい		S0	なし
			S1	あり
管内性細胞増多	糸球体毛細血管係蹄内の細胞増多により内腔が狭小化した状態		E0	なし
			E1	あり
尿細管萎縮/間質線維化	腎皮質領域における尿細管萎縮あるいは間質幅の%		T0	0〜25%
			T1	26〜50%
			T2	>50%

*メサンギウム細胞増多スコアは PAS 染色にて,メサンギウム領域に4個以上の核をもつ糸球体を50%以上認める場合を M1 とする.このように,実践的には必ずしも上記の正式なメサンギウム細胞増多スコアの算出を必要としない.
*MEST 分類に管外性細胞増殖(半月体)(C 病変)が加えられた.
C0 (半月体なし)
C1 (半月体形成率0より大きく25% 未満)
C2 (半月体形成率25% 以上)
(Hass M, et al. J Am Soc Nephrol. 2017; 28 (2): 691-701)[122]

未満),C2(半月体形成率25% 以上)が追加された[122].城は,オックスフォード分類とわが国の重症度分類に使用された病理パラメーターの比較を示した(表8)[123].

Topics 組織学的重症度分類（日本分類）とオックスフォード分類の比較（表8）

表8　オックスフォード分類とわが国の重症度分類に使用された病理パラメータの比較

病変	病理パラメータ	オックスフォード分類	重症度分類
急性活動性糸球体病変	メサンギウム細胞増殖	○	×
	管内性細胞増多	○	×
	細胞性または線維細胞性半月体	○	○
慢性糸球体病変	全節性硬化	×	○
	分節性硬化	×	○
	分節性硬化・癒着	○	×
	線維性半月体	×	○
	癒着	×	○
尿細管・間質	間質線維化・尿細管萎縮	○	×
血管病変	小葉間動脈	×	×
	輸入細動脈	×	×

○：採用，×：不採用
（城 謙輔. In: 富野康日己，監修. IgA 腎症の病態と治療. 東京: 中外医学社; 2019. p.170-7）[123]

Points ✓

病理組織分類

日本分類とオックスフォード分類には，それぞれ長所と短所があることから，十分な検討が必要である．わが国ではIgA 腎症分科会での第3版が広く用いられてきているが，わが国の分類を国際雑誌に投稿した場合，オックスフォード国際分類への変更を求められることがあり double standard になる可能性がある．その点も十分に考えたしっかりとした記載が求められる．

2　IgA 腎症治療の一般的方針

　日本腎臓学会からエビデンスに基づく CKD 診療ガイドライン 2018（改訂版）が刊行され，慢性腎臓病（CKD）の増悪因子が記載されている（表 9）．CKD 診療ガイドラインのなかに IgA 腎症が CKD 病期分類を加味して取り上げられている．また，エビデンスに基づく IgA 腎症診療ガイドライン 2017 が刊行されており，エビデンスレベルと推奨グレードは，表 10，11 に基づいてなされる．

表 9　慢性腎臓病（CKD）の増悪因子

- ・加齢
- ・肥満：メタボリックシンドローム
- ・喫煙
- ・脂質異常症
- ・高食塩
- ・高たんぱく食
- ・高血圧：管理不良
- ・糖尿病：管理不良
- ・高尿酸血症
- ・尿毒素
- ・貧血
- ・骨・ミネラル代謝異常

表 10　IgA 腎症推奨グレード
　　　　（エビデンスに基づく CKD 診療ガイドライン 2013，東京：東京医学社）

推奨の強さ：
　推奨グレード 1：強く推奨する（推奨する）
　推奨グレード 2：弱く推奨する（提案する）とし，エビデンスレベルや臨床実態の観点
　　　から，明確な推奨がどうしても不適切・不可能と判断した場合には「（推奨）なし」と
　　　した
エビデンスレベル
　A（強）：効果の推定値に確信がある
　B（中）：効果の推定値に中等度の確信がある
　C（弱）：効果の推定値に対する確信は限定的である
　D（とても弱い）：効果の推定値がほとんど確信できない

表 11 IgA 腎症に対するステートメント（成人）

（エビデンスに基づく IgA 腎症診療ガイドライン 2017，東京：東京医学社[152]）より一部改変）

1. 副腎皮質ステロイド薬：推奨グレード　1B,2C
2. 口蓋扁桃摘出術＋ステロイドパルス療法：推奨グレード　2C
3. 口蓋扁桃摘出術：推奨グレード　2C
4. 免疫抑制薬：推奨グレード　2C
5. RA 系阻害薬：推奨グレード　1B, 2C
6. 抗血小板薬：推奨グレード　2C
7. n-3 系脂肪酸（魚油）：推奨グレード　2C
8. 食塩摂取制限：推奨グレード　2B, 2C
9. たんぱく質摂取制限：推奨グレード　2C
10. 肥満解消：推奨グレード　2C
11. 運動制限：推奨グレード　2C（do not）
12. 禁煙：推奨グレード　1C
13. 飲酒制限：推奨グレード　2C

　本稿では，「エビデンスに基づく IgA 腎症診療ガイドライン 2017」による推奨グレードを示す．

　RAS 阻害薬，副腎皮質ステロイド薬，口蓋扁桃摘出術（扁摘）＋副腎皮質ステロイドパルス併用療法，免疫抑制薬，抗血小板薬，n-3 系脂肪酸（魚油）（前述）が主要な治療薬として取り上げられている．腎機能障害の進行抑制を目的とした成人 IgA 腎症に対する治療介入の適応は，腎機能（eGFR）と尿蛋白に加えて，年齢や腎病理組織所見なども含めて判断する．必要に応じて，血圧管理や減塩，脂質・体重管理，禁煙などを行う．著者が臨床診療を始めた頃（1970年代），IgA 腎症を含め多くの腎疾患においては極度な運動制限と長期入院・安静を求める生活指導がなされる傾向にあった．日本腎臓学会では運動の是非について議論されていたが，運動の程度については明白な指標は示されてこなかった．最近では，腎臓リハビリテーションが注目され，適切な運動サポートがなされている．

A　IgA 腎症診療指針第 3 版（厚生労働省難治性疾患克服事業進行性腎障害に関する調査研究班：研究代表者　松尾清一，IgA 腎症分科会長：富野康日己）

　IgA 腎症診療指針第 3 版では，予後分類を改訂し刊行された[119]．病理組織学的・臨床的重症度分類から「IgA 腎症の透析導入に対するリスク層別化」に基づき，①低リスク群，②中等リスク群，③高リスク群，④超高リスク群の 4 群

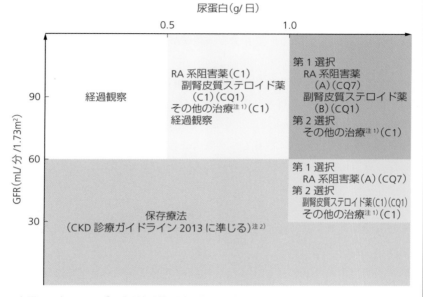

図30　成人 IgA 腎症の腎機能障害の進行抑制を目的とした治療介入の適応（主にランダム化並行群間比較試験の結果に基づいた検討）
（日本腎臓学会，編．エビデンスに基づく IgA 腎症診療ガイドライン 2017. p.83）

　本図は，主にランダム化並行群間比較試験の結果に基づいて，しばしば対象患者の包括・除外基準に含まれている腎機能と尿蛋白量に注目して作成された治療介入の適応である．実際の診療では，腎機能と尿蛋白に加えて，腎病理組織学的所見や年齢なども考慮して，上記治療介入の適応を慎重に判断すべきである．
注1：その他の治療：口蓋扁桃摘出術（＋ステロイドパルス併用療法）（CQ2，CQ3），免疫抑制薬（CQ4），抗血小板薬（CQ8），n-3 系脂肪酸（魚油）（CQ9）
注2：その他の治療：保存療法を行う．必要に応じて，高血圧（エビデンスに基づく CKD 診療ガイドライン 2013 第4章），食塩摂取（第3，4章），脂質異常症（第14章），耐糖能異常（第9章），肥満（第15章），喫煙（第2章），貧血（第7章），CKD-MBD（第8章），代謝性アシドーシス（第3章）などの管理を参照．

に分けられた（表6c）．IgA 腎症分科会では，このリスク分類に基づき治療方針を立てることを原則としている．表11 および図30 に IgA 腎症に対するステートメントを示す（日本腎臓学会，編．エビデンスに基づく IgA 腎症診療ガイドライン 2017 より）．
　治療には，生活指導，食事指導，薬物療法があるが，腎組織障害度や腎機能

の程度によって異なる．本稿では，これまでの治療を振り返りながら IgA 腎症の治療について，新規分子治療薬を含めまとめてみたい．

●生活指導

・禁煙（推奨グレード：1C）と適正飲酒量，体重 ［標準体重：身長（m）× 身長（m）× 22kg］の管理を指導する（肥満解消の取り組み　推奨グレード：1C）．

・過労や寒冷での長時間の作業や長時間・連日の残業を避け，上気道炎・扁桃炎や膀胱炎，胃腸炎などの感染症（急性や慢性）に注意する．

・肉眼的血尿（macroscopic hematuria）が急にみられたら，体を温め熱いお湯やお茶を摂取し，尿量に注意しつつ安静を保つように指導する．

・高度の蛋白尿により尿の泡立ちが著しく，下肢または顔面・眼瞼に浮腫（むくみ）がみられたら，ネフローゼ症候群もしくは，それに近い状態を示している可能性があるので，安静を保ちただちに "かかりつけ医" を受診するよう指導する．ただし，IgA 腎症ではネフローゼ症候群を呈することはまれである．

・飲酒制限：推奨グレード：2C，一律に飲酒制限しないことを提案する．

①低リスク群：特に運動制限を行う必要はないが，生活習慣の修正（是正）を指導する．診察は，少なくとも 3〜6 カ月に 1 回とする．

②中等リスク群：個々の血圧，尿蛋白，腎機能（s-Cr，eGFR）などを慎重にみながら運動量を調整する．診察は，少なくとも 1〜3 カ月に 1 回とする．

③高リスク群：個々の血圧，尿蛋白，腎機能などを慎重にみながら運動量を調整する．診察は少なくとも 1 カ月に 1 回とする．妊娠・出産には，注意が必要である．

④超高リスク群：高リスク群に準じた生活指導を行う．妊娠・出産には注意が必要である．

●食事指導

食事指導では，蛋白尿が高度で低蛋白（アルブミン）血症がみられるネフロー

ゼ症候群に近い患者には，それを補うため高蛋白食が勧められていた．また，蛋白（アルブミン）製剤の静脈内投与が勧められたが，蛋白成分はむしろ腎（主に尿細管）に障害を与えるとの議論が出された．しかし，血漿蛋白製剤ではなく pure なアルブミン製剤は問題ないとの反論が出され，アルブミンの短期投与は可とする見直しがなされた．「低たんぱく食」が腎疾患の食事療法の基本であるが，超高齢社会のわが国では極度な低たんぱく食は，サルコペニアやフレイルの原因となるため患者個人にあった適切なたんぱく量・エネルギー量の指導が重要である．

　脂質異常症（高脂血症）については，「低蛋白血症が改善されたら正常値に戻る．脂質は，患者のエネルギー源として使われている」などとの理由であまり注目されず，そのままで放置されてきた．しかし，心血管イベントの管理から考えると薬物療法を含めた適切な脂質管理が必要である．また，IgA 腎症における高尿酸血症についても以前は注意が向けられていなかったが，尿酸が血管内皮細胞障害を呈することからプリン体の多い食品の制限が勧められている．

　食塩摂取量は，以前 1 日平均約 13g を超えていたため当時の厚生省から減塩がキャンペーンされ，やや減量できた．しかし，その後のファストフード（インスタント食品など）の摂取過多に伴い再び増加してきている．また現在でも，厳格な減塩が守られていない地域や家庭も多い（食塩摂取制限：推奨グレード：2B）．

①低リスク群：過剰の塩分摂取を避け，腎機能低下症例では過剰なたんぱく質摂取を避ける（0.8～1.0g/kg 標準体重/日）．

②中等リスク群：腎機能や尿蛋白量，血圧に応じた，たんぱく質摂取（0.8～1.0g/kg 標準体重/日）と食塩の制限（基本は 6g/日未満）を行う．

③高リスク群：腎機能や尿蛋白量，血圧に応じた，たんぱく質摂取（0.6～0.8g/kg 標準体重/日）と食塩の摂取制限（基本は 6g/日未満）を行う．必要に応じてカリウム（K）制限を行う．

④超高リスク群：食塩（6g/日未満）・たんぱく質制限（0.6～0.8g/kg 標準体重/日）および適切な K 制限を行う．

B　運動サポート

●IgA 腎症患者（非腎機能低下症例）への運動サポート

　IgA 腎症の進行は一般的に緩徐であることから，どの程度の運動や安静が必要なのかについて判断しにくくしており，運動サポートを行ううえで問題である．また，はっきりとしたエビデンス（根拠）がないのも現状である．IgA 腎症の安静度は現在でも確立された指標がないが，入院中の安静状態の1日尿蛋白量が外来診察時の1日尿蛋白量と比べ有意に減少するといったことはしばしば経験されることである．

　運動制限は，臨床症状（浮腫，高血圧など）と残腎機能の程度によるが，基本的には禁止されるものではない．しかし，腎臓には心拍出量の20〜25％の血流が腹部大動脈からほぼ直角に左右の腎動脈に流れているため，寝た状態（臥位）よりも立位状態が長時間続くと腎臓へ流れる血流量が低下し腎臓への負担・虚血は増すと考えられる．適度な運動は減量効果だけでなく，高血圧を抑制するとされている．身体活動の低下は，心・血管病(cardiovascular disease：CVD)による死亡や全死亡のリスクであり IgA 腎症患者においても運動が重要である．運動の開始時には，IgA 腎症の状態（腎機能，蛋白尿）についてかかりつけ医と相談し，体重（高度肥満では，関節や心臓への負担が心配される）や体調をみながら行うことが大切である．運動量については軽い運動は問題ないが，競技スポーツ（点数や時間を競うようなスポーツ大会）や長時間にわたるもの，高温下・寒冷下でのスポーツなどは避けるように指導する．それは，高温下での長時間にわたるスポーツは熱中症から脱水に陥りやすく，寒冷下での長時間にわたるスポーツは，感冒などの増悪因子を増すことになりやすいからである．学校での体育の授業は，激しいものでなければ行っても構わないとされている．原則として，学校からの要請に対し医師は患者個々の病状に従って対応している．運動の開始時，運動中・終了後には，こまめに水分を摂取する．また，運動で疲れたら水分を摂取し横になって休むことを常に心がけ，腎機能の急速な悪化や高度な蛋白尿を呈するようになった場合には，運動は一時中止し経過をみることが重要である．

●高血圧合併 IgA 腎症患者への運動サポート

　重症高血圧のため医師から運動が禁じられている患者は別として，中等度以

JCOPY 498-22417

下の高血圧症患者では適度な運動を行うことにより降圧がみられている．高血圧の運動に適しているのは，有酸素運動（aerobic exercise）である．有酸素運動とは，全身の筋肉を動かしながら長時間継続することができる運動である．そのなかで一番よいのはウォーキングであり，早歩きで息切れしない程度が好ましい．水泳や水中散歩は浮力で体が楽になり動かすことができるので，心・肺機能や体温調整機能の改善によいとされている．

運動の程度では，脈拍が参考になる．まず，3～4分間運動をしたら，少し休んで15秒間脈拍を測定する．その値を4倍にして1分間の脈拍数を簡便に計算する．適度な1分間の脈拍の目安は30歳代で120～125回，40歳代115～120回，50歳代105～115回，60歳代では100～110回とされている[124]．

●保存期腎不全 IgA 腎症(chronic renal failure: CRF)患者への運動サポート

IgA 腎症患者では各病期を通じ過労を避け十分な睡眠と休養をとることは，きわめて重要である．しかし，過去に行われていたような強制的な抑制の必要はないというのが最近の考えである．保存期慢性腎不全（進行した CKD G4・5）患者もまったく運動をしてはいけないというのではない．現在は，むしろ血圧や尿蛋白量，腎機能（CKD ステージ）に見合った運動を積極的に行うことが勧められている．CKD に対する診察ガイド 2012 には，個々の患者に応じた運動量についての指針はないが，1997 年に示された「腎疾患の生活指導・食事療法ガイドライン」(1997 年)にはその記載がある．そのガイドラインによれば，腎機能をクレアチニンクリアランス（Ccr）値で分類している[124]．これはほぼ eGFR と同じと考えてよいと思われるので，腎機能正常は CKD 病期 G1，腎機能軽度低下は CKD 病期 G2 の一部，腎機能中等度低下は CKD 病期 G2 の一部と G3a の一部，腎機能高度低下は CKD ステージ G3a の一部と G3b，腎不全期は G4 と G5 の一部，尿毒症期が G5 の一部と考えられる（表12）[124,125]．腎機能高度低下（CKD ステージ G3a の一部と G3b）では，軽いジョギングや卓球などが勧められている．腎不全期（CKD ステージ G4 と G5 の一部）では，速足の散歩や自転車などが勧められる．尿毒症期（CKD ステージ G5 で透析をしていない時期）では，過度な運動は禁止し散歩やラジオ体操などが勧められている[125]．

表 12 運動サポート

（清水芳男, 他. In: 富野康日己, 編. スマート栄養管理術. 東京: 医歯薬出版; 2014. p.142-52[125] より）

腎疾患患者の生活指導・食事指導に関するガイドラインの腎機能分類と CKD ステージの関係

生活・食事ガイドライン	クレアチニン・クリアランス（mL/分）	CKD ステージ	eGFR（mL/分/1.73m²）
腎機能正常	≧91	G 1	
腎機能軽度低下	≧90		≧90
	≧71		≧89
腎機能中等度低下	≧70	G 2	
			≧60
	≧51		≧59
腎不全高度低下	≧50	G 3a	
			≧45
	≧31		≧44
	≧30	G 3b	≧30
腎不全期			≧29
		G 4	
			≧15
	≧11		≦14
尿毒症期	≧10	G 5	
	透析前		
		G 5D	透析導入後

（CKD 診療ガイド 2012, 腎疾患患者の生活指導・食事指導に関するガイドラインより作成）

Points

①基本：低たんぱく食, 減塩食, 適正エネルギー食（脂質・糖質）

②長期間持続可能な食事栄養指導

③疾患活動性（腎機能）の評価にしたがった運動サポート

JCOPY 498-22417

典型的 IgA 腎症患者への実際の処方例

　IgA 腎症患者に対する薬物療法については，拙著『MR のための CKD ハンドブック』（中外医学社，2013）[126] を主体に記載する．また，これまでの臨床研究の自験データについても追加する．IgA 腎症の薬物療法では，以前はこれといった有効な薬剤がなく，降圧利尿薬では α-メチルドパとサイアザイドが中心であった．まず，豪州やシンガポールからジピリダモール（ペルサンチン）を主体とする抗血小板療法が行われた．副腎皮質ステロイド薬での検討は，その後しばらく経ってからである．RA 系阻害薬の正常血圧 IgA 腎症患者での蛋白尿改善効果が海外から報告されたが，わが国ではそれは降圧薬の範疇であり，正常血圧者には保険上蛋白尿改善薬とは認められていない．つまり，RA 系阻害薬の本症への適応拡大はいまだなされていない．

● 薬物療法

①低リスク群：尿蛋白量，高血圧の有無や腎組織所見を参考に，抗血小板薬（ジピリダモール，塩酸ジラゼプ）や降圧薬〔アンジオテンシン変換酵素（ACE）阻害薬，アンジオテンシンⅡ受容体拮抗薬（ARB），カルシウム拮抗薬（CCB），少量の利尿薬など〕を用いる．副腎皮質ステロイド療法（パルス療法を含む）は，糸球体に急性活動性病変を有する場合に考慮する．

②中等リスク群：尿蛋白量や高血圧の有無，腎組織所見を参考に，抗血小板薬，降圧薬や副腎皮質ステロイド療法（パルス療法を含む）を用いる．特に，糸球体に急性活動性病変を認め，尿蛋白量が 0.5g/日以上で eGFR 60mL/min/1.73m^2 以上の場合は，副腎皮質ステロイド療法（パルス療法を含む）の適応を積極的に考慮する．

③高リスク群：尿蛋白量や高血圧の有無，腎組織所見を参考に，抗血小板薬，降圧薬や副腎皮質ステロイド療法（パルス療法を含む）を用いる．特に，糸球体に急性活動性病変を認め，尿蛋白量が 0.5g/日以上で eGFR が 60mL/min/1.73m^2 以上の場合に，副腎皮質ステロイド薬（パルス療法を含む）を考

慮する.

④超高リスク群: 高リスク群に準じるが, 病態によっては慢性腎不全 (CRF) の治療を行う. ただし, 慢性病変が糸球体病変の主体をなす場合には, 副腎皮質ステロイド療法の適応については慎重に考慮すべきである.

抗血小板薬: 糸球体内血小板凝集抑制効果

　塩酸ジラゼプ (コメリアン) は, 尿蛋白の減少効果を有している可能性が報告されており, 治療選択肢として検討してもよい (推奨グレード: 2C).

　ジピリダモール (ペルサンチン) は, 尿蛋白の減少効果および腎機能障害の進行抑制効果を有している可能性が報告されており, 治療選択肢として検討してもよい (推奨グレード: 2C).

【ジラゼプ塩酸塩水和物製剤 (コメリアン: 心・腎疾患治療薬)】

●作用機序: コメリアンには, 血流量増加作用や抗血小板作用, 赤血球機能・血液流動性の改善作用, 心筋保護作用, 腎機能改善作用がある. 特に, 血小板ホスホリパーゼ活性の抑制および血小板放出反応を抑制することによる蛋白尿改善効果のあることが知られている.

●効能／効果: 腎機能障害軽度から中等度の IgA 腎症に効果がある. また, 狭心症, その他の虚血性心疾患 (心筋梗塞を除く) に用いられる.

●用法／用量: 腎疾患に用いる場合には, 1 回 100mg を 1 日 3 回経口投与する. 年齢および症状により適宜増減する.

●副作用 (臨床検査値異常を含む): 国内臨床試験 (市販後調査) 17,393 症例中 134 症例 (0.77%)

●重大な副作用: 特にない.

●禁忌: なし

【投与意義と自験例】

　IgA 腎症では, 血漿中血小板凝集能の亢進, 末梢血液単核球や糸球体メサンギウム細胞の血小板由来増殖因子の発現亢進, 糸球体内の血小板の集積, 尿沈渣中に血小板や活性化血小板の出現などが認められ, 病変の進行に血小板が深

く関与していると考えられている[9, 10].IgA 腎症患者尿沈渣中の活性化血小板（モノクローナル抗体：GMP-140）を蛍光抗体法によって観察した.その結果,IgA 腎症の組織障害の高度な症例ほど尿沈渣中に活性化血小板が多数認められた[10].

　抗血小板薬の 1 つである塩酸ジラゼプ（コメリアン）は,腎機能が軽度ないし中等度の IgA 腎症に対しての効能を有している.その薬理作用は,血小板凝集および粘着作用の抑制,血小板のホスホリパーゼ A2 の抑制,赤血球の柔軟性や変形能の亢進,GBM の陰性荷電の増加や減少抑制,腎血流量と糸球体濾過量の増加や保持,ヌクレオチドトランスポーターによるアデノシンの細胞内への取り込み抑制,メサンギウム細胞の増殖抑制,免疫複合体の沈着抑制などが報告されている[127].

　前述のように腎機能が軽度ないし中等度の IgA 腎症に対しての有用性が確認されているが,投与期間は 6 カ月が主であり,多数例での検討は最長 30 カ月間である.

　このような背景をふまえ,著者らは日本腎臓学会の協力を得て関東地区の 53 施設で組織された関東地区コメリアン研究会（代表世話人：黒川清,事務局：富野康日己）を立ち上げ,前述の IgA 腎症「予後比較的不良群：5 年以上・20 年以内に透析療法に移行する可能性があるもの」および「予後比較的良好群：透析療法に至る可能性が低いもの」を対象とした塩酸ジラゼプ（コメリアン）の 5 年間投与による臨床効果と安全性の検討を行った[128].本研究の評価項目および評価基準は,表 13 に示した.その結果,①5 年間投与例は 106 症例であり,予後比較的良好群および予後比較的不良群が大部分であった.②尿蛋白の減少効果は,「改善」35.1%,「やや改善」以上 54.4% と良好な改善が得られた.③ Ccr においては,「改善」3.5%,「やや改善」以上 10.5% と低値であったが,「悪化」も 17.5% と少なかった.106 症例中 1 症例（予後比較的不良群）が投与 5 年後に透析療法に移行した.④尿中赤血球の減少効果は,「改善」22.6%,「やや改善」以上 50.0% と良好な改善効果が得られた.⑤副作用は 1 症例（白血球増多 0.9%）に認められた.以上から,塩酸ジラゼプ 5 年間投与による特別調査からは,比較的安定した経過を辿る IgA 腎症患者に対する長期使用は安全性が高く,かつ尿所見に改善効果を有し腎機能の維持が期待できる結果が示された.

表13　IgA 腎症に対する塩酸ジラゼプ評価項目および評価規準
（富野康日己．Nephrol Front. 2005; 4: 311-20[128] より）

1）尿蛋白量

$$D = \left[1 - \frac{判定時1日尿蛋白量}{投与前1日蛋白量} \right] \times 100 \ （\%）$$

- 1： 改善　　……D≧50%
- 2： やや改善……50%＞D≧25%
- 3： 不変　　……25%＞D≧−25%
- 4： 悪化　　……D＜−25%

2）尿中赤血球数

①0〜5/HPF, ②6〜20/HPF, ③21〜50/HPF, ④51以上/HPF

- 1： 改善　　……2段階以上改善
- 2： やや改善……1段階改善
- 3： 不変　　……不変
- 4： 悪化　　……1段階以上悪化
- 5： 正常不変……前後とも0〜5/HPF

3）クレアチニン・クリアランス（Ccr）

$$C = \frac{判定時Ccr − 投与前Ccr}{投与前Ccr} \times 100 \ （\%）$$

- 1： 改善　　……C≧50%
- 2： やや改善……50%＞C≧25%
- 3： 不変　　……25%＞C≧−25%
- 4： 悪化　　……C＜-25%

【ジピリダモール（ペルサンチン：冠拡張薬）】

●**作用機序**：抗血小板作用や糸球体基底膜（GBM）の陰性荷電減少抑制作用などにより，尿蛋白を減少する．ちなみに，健常ではGBMは陰性に荷電しており，同じ陰性荷電をもつアルブミンの尿への漏出を防いでいる（charge barrier）．

●**効能 / 効果**：慢性糸球体腎炎（IgA腎症，副腎皮質ステロイド薬に抵抗性を示すネフローゼ症候群を含む）における尿蛋白減少．

●**用法 / 用量**：通常，成人には1回100mgを1日3回経口投与する．症状により適宜増減する（1回100mgを初回に服用すると頭痛を訴えることがあるが，その場合には投与量を減量し1回12.5mgか25mgから服用を開始する）．

●**副作用**：国内臨床試験および市販後の使用成績調査　3,488症例中319症例（9.15%）．

● **重大な副作用**: 狭心症状の悪化, 出血傾向, 血小板減少, 過敏症
● **禁忌**: 本剤の成分に対し過敏症の既往歴のある患者

抗血小板療法の目的
① 軽度・中等度の血尿かつ/または, 蛋白尿症例の尿所見改善効果
② 副腎皮質ステロイド薬との併用 (ステロイドによる過凝固状態の改善)

● **抗凝固療法** (ヘパリン注, 低ヘパリン, ワーファリン)
　糸球体内過凝固の改善をめざす治療法であるが, 現在はほとんど行われていない.

● **線維素溶解活性薬** (ウロキナーゼ)
　糸球体内線維化の改善をめざす治療法であるが, 現在はほとんど行われていない.

● **止血薬**: 止血作用
【アドナ (対血管薬剤: カルバゾクロムスルホン酸ナトリウム製剤)】
　● **作用機序**: 細小血管に作用して, 血管透過性亢進を抑制し血管抵抗を増強する. 血液凝固・線溶系に影響を与えることなく出血時間を短縮し, 止血作用を示す.
　● **効能/効果**: 毛細血管抵抗性の減弱および透過性の亢進によると考えられる出血傾向 (例えば紫斑病など), 毛細血管抵抗性の減弱による皮膚あるいは, 粘膜および内膜からの出血, 眼底出血・腎出血・子宮出血の改善効果をもつ. 毛細血管抵抗性の減弱による手術中・術後の異常出血の改善効果をもつ.
　* 血尿を改善させる薬剤は少ないが, 凝固・線溶系を介さないアドナを用いることがある. 腎生検前から服用することで生検後の血尿が軽度

であった経験がある．しかし，蛋白尿の改善効果はみられていない．
- **用法／用量**: 通常成人 1 日 30〜90mg を 3 回に分割経口投与する．なお，年齢，症状により適宜増減する．
- **副作用（臨床検査値異常を含む）**: 特にない．
- **禁忌**: 特にない．

魚油(fish oil): 高純度 EPA 製剤であるイコサペント酸エチル (エパデール)とオメガ-3 脂肪酸エチル粒状カプセル(ロトリガ)

エパデールやロトリガの IgA 腎症に対しての保険適用はなく，脂質異常症（高脂血症）と閉塞動脈硬化症に伴う潰瘍,疼痛および冷感の改善に対してのみ保険適用が認められている．

【EPA（エパデール）】（推奨グレード: 2C）

- **作用機序**: 肝での VLDL 合成を抑制し,中性脂肪（TG）を低下させる．脂質異常症治療効果（血清脂質低下）と抗血小板作用（血小板凝集抑制）を有する．
- **効能／効果**: 閉塞性動脈硬化症に伴う潰瘍，疼痛および冷感の改善，高脂質血症の改善
- **用法／用量**: 軟カプセル 300mg，1 回 600mg 1 日 3 回　食直後
- **副作用**: 発疹，瘙痒感，貧血，悪心，腹部不快感，下痢，腹痛，胸やけ，CK 上昇など
- **重大な副作用**: 出血
- **禁忌**: 本剤の成分に対し過敏症の既往歴のある患者

副腎皮質ステロイド薬: 抗炎症効果

1983 年にフィンランド タンペレ大学の Mustonen ら[129] が，ネフローゼ症候群を呈した 8 症例の IgA 腎症患者にステロイド薬を投与し効果を検討した．3 症例は微小変化型の合併と考えられる副腎皮質ステロイド反応群であり，5 症例は中等度から高度のメサンギウム増殖があり，ステロイド薬に抵抗性で進行

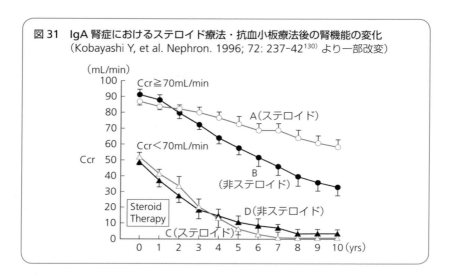

図31　IgA 腎症におけるステロイド療法・抗血小板療法後の腎機能の変化
（Kobayashi Y, et al. Nephron. 1996; 72: 237-42[130]）より一部改変）

性であった.

　その後，Kobayashi ら[130] の後ろ向きコホート研究をはじめ多数の後ろ向き研究が報告され，蛋白尿の改善効果と腎機能・腎生存率が詳細に報告されている（図31）.

　Pozzi ら[131] は，尿蛋白平均 2.0g/日，血清クレアチニン（s-Cr）平均 1.1mg/dL の患者に Pozzi 方式（メチルプレドニゾロン 1g/日の点滴投与 3 日間連続を，1，3，5 カ月目に行い，PSL 0.5mg/kg の隔日内服を併用し計 6 カ月間投与）で副腎皮質ステロイドを投与したところ，蛋白尿改善効果と腎機能保持効果が認められた.

①尿蛋白 1.0g/日以上かつ CKD G1-G2 区分では，腎機能障害の進行を抑制するため，短期間高用量経口副腎皮質ステロイド薬療法（プレドニゾロン 0.8～1.0mg/kg 体重を約 2 カ月間，その後漸減して約 6 カ月間投与）を推奨する（推奨グレード: 1B）.

②尿蛋白 1.0g/日以上かつ CKD G1-G2 区分では，腎機能障害の進行を抑制するため，副腎皮質ステロイドパルス療法（メチルプレドニゾロン 1g，3 日間を隔月で 3 回＋プレドニゾロン 0.5mg/kg 隔日を 6 カ月間投与）を推奨

する（推奨グレード：1B）.

③尿蛋白 0.5〜1.0g/日未満かつ CKD G1-G2 区分では，尿蛋白を減少させる
可能性があり，治療選択肢として検討してもよい（推奨グレード：2C）.

【プレドニン（プレドニゾロン錠：合成副腎皮質ホルモン薬）】

●作用機序：プレドニンは合成糖質副腎皮質ホルモン薬であり，抗炎症
作用や抗アレルギー作用，免疫抑制作用のほか広範囲にわたる代謝作用
を有する.

●効能/効果：内分泌疾患，リウマチ疾患，膠原病：エリテマトーデス
（全身性および慢性円板状），腎疾患・ネフローゼ症候群，心疾患（うっ
血性心不全），アレルギー性疾患，血清病，重症感染症，血液疾患，消
化器疾患，重症消耗性疾患，肝疾患，肺疾患，結核性疾患，神経疾患，
悪性腫瘍，その他

●用法/用量：通常，成人には 1 日 5〜60mg を 1〜4 回に分割し経口投
与する. なお，年齢，症状により適宜増減する. プレドニンの投与量や
投与スケジュールなどについては，学会のガイドラインなど最新の情報
を参考に投与する.

●副作用（臨床検査値異常を含む）：再評価結果　2,299 症例中 512 症例
（22.27％）

●重大な副作用：誘発感染症，感染症の増悪，続発性副腎皮質機能不全，
糖尿病，消化管潰瘍，消化管穿孔，消化管出血，膵炎，精神変調，うつ
状態，痙攣，骨粗鬆症，大腿骨および上腕骨などの骨頭無菌性壊死，ミ
オパチー，緑内障，後嚢白内障，中心性漿液性網脈絡膜症，多発性後極
部網膜色素上皮症，血栓症など

●禁忌：過敏症

【副腎皮質ステロイド療法】

プレドニン錠（5mg）5〜7 錠（0.5mg/kg 体重）分 1（朝食後）連日，4 週間
投与する. その後，減量を開始し疾患の活動性をみながら 1〜2 年間で漸減・中
止する.

 JCOPY 498-22417

【投与意義と自験例】

　わが国のこれまでの臨床検討結果に基づくと IgA 腎症患者における副腎皮質ステロイド薬の腎保護効果は，治療開始時の患者の重症度によって規定されている[132]．

　IgA 腎症患者に対する有効性を評価する場合には，どのような患者層を対象としているかを明確にする必要がある．また，得られたエビデンス（根拠）も患者の重症度と一致した場合にのみ有用なデータであり，すべての患者に一様に適応することはできないことを意味している[132]．つまり，病初期の血尿・蛋白尿がみられる時期と，慢性化（糸球体硬化）し蛋白尿のみがみられる時期では，効果が異なると考えられる．

　著者らが行った単一施設での IgA 腎症予後不良群 20 症例について 6 年間の経過をみた副腎皮質ステロイド療法群（11 症例）と非副腎皮質ステロイド療法群（9 症例：抗血小板療法もしくは抗凝固療法）の臨床研究では，血清クレアチニン（s-Cr）値の逆数の経時的プロットおよび臨床効果判定[133]では，ステロイド療法群と非ステロイド療法群との間に，有意な差はみられなかった．そこで，厚生労働省難治性疾患克服事業進行性腎障害に関する調査研究班（主任研究者：堺　秀人）の IgA 腎症分科会（分担研究者：富野康日己）では，IgA 腎症患者における副腎皮質ステロイド薬の多施設共同前向き臨床研究を行いその成果を報告した[134]．

　対象患者ならびに研究方法としては，尿蛋白量は 0.5〜3.4g/日，Ccr は 70mL/分以上，微小糸球体病変と硬化性糸球体腎炎，ネフローゼ症候群は除くこととした．副腎皮質ステロイド薬と本症に保険適用のある抗血小板薬の塩酸ジラゼプ（コメリアン）を併用した群（ステロイド群：33 症例）と塩酸ジラゼプ単独投与群（ジラゼプ群：36 症例）での尿蛋白量および s-Cr 値について 4 年間の追跡調査を行った．ジラゼプ群の尿蛋白量は，4 年間でほとんど変化はみられなかったが，ステロイド群では投与 1 年後・3 年後で投与前値に比べ有意な低下がみられた（図 32，表 14）．以上より，副腎皮質ステロイド薬は，腎機能がほぼ保たれている IgA 腎症患者に対し腎保護効果のあることが示された．

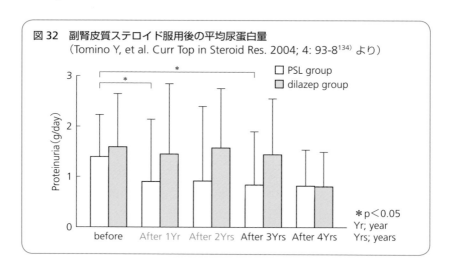

図 32　副腎皮質ステロイド服用後の平均尿蛋白量
（Tomino Y, et al. Curr Top in Steroid Res. 2004; 4: 93-8[134]）より）

> **Topics**　副腎皮質ステロイド療法の効果

　最近，代表的な臨床研究として STOP-IgAN 研究[135] と TESTING 研究[136] が報告された．STOP-IgAN 研究によると，尿蛋白の有意な減少がみられたが，腎機能低下は止められなかった（表 15）．TESTING 研究では，蛋白尿の改善と腎機能低下の抑制がみられた．しかし，ステロイド薬の強い副作用により，この研究は打ち切られている（表 16）[137]．

【副腎皮質ステロイドパルス療法】

　ソル・メドロール注（500mg）1 回 500mg 1 日 1 回点滴静注を 3 日間（保険適用外）行い，その後プレドニン錠（5mg）5〜7 錠（0.5mg/kg）分 1（朝食後），隔日，2 カ月間投与する．これを 1 クールとして 3 回（クール）繰り返す．6 カ月後からは，プレドニン錠を 1 カ月で漸減し，その後中止する．

【口蓋扁桃摘出術＋副腎皮質ステロイドパルス併用療法（扁摘パルス）】

　口蓋扁桃摘出術＋ステロイドパルス併用療法は，腎機能障害の進行を抑制する可能性があり，治療選択肢として検討してもよい（推奨グレード: 2C）（保険適用外）．扁摘パルスは，口蓋扁桃を摘出し副腎皮質ステロイド薬を短期・大

表 14 IgA 腎症患者に対するステロイド療法投与４年での評価
(Tomino Y, et al. Curr Top in Steroid Res. 2004; 4: 93-8[134] より)

	Before		After 1 years		After 2 years		After 3 years		After 4 years	
	PSL	dilazep	PSL	dilazep	PSL	dilazep	PSL	dilazep	PSL	dilazep
No. of Pts	33	36	31	32	29	24	23	18	14	11
s-BP (mmHg)	120±13.7	118±12.2	125±13.2	125±15.1	121±12.8	126±19.3	122±16.1	125±13.0	117±12.5	122±14.9
d-BP (mmHg)	74.3±12.3	72.1±11.7	74.3±10.0	77.1±10.6	74.1±10.0	78.2±15.8	73.1±11.0	76.0±9.7	71.3±8.0	78.7±10.2
U-protein (g/day)	1.39±0.81	1.57±1.05	0.92±1.21*	1.44±1.36	0.94±1.48	1.57±1.17	0.82±1.03*	1.43±1.09	0.85±0.69	0.84±0.65
s-Cr (mg/dL)	0.85±0.19	0.83±0.27	0.84±0.18	0.87±0.25	0.85±0.19	0.99±0.38	0.83±0.24	0.99±0.37	0.88±0.30	1.17±0.47*
Ccr (mL/min)	102±35.5	96.3±17.9	100.8±23.8	94.3±22.2	99.1±26.5	86.2±21.5	96.0±27.8	84.6±22.4	84.1±20.7	74.8±30.5*
TP (g/dL)	6.70±0.64	6.68±0.51	6.65±0.42	6.91±0.48	6.63±0.55	6.73±0.50	6.90±0.39	6.89±0.48	6.81±0.31	7.0±0.5
Alb (g/dL)	4.04±0.50	3.97±0.36	4.23±0.43	4.26±0.37	4.25±0.50	4.10±0.41	4.36±0.32	4.14±0.58	4.23±0.28	4.34±0.29

*: p<0.05; compared with data before treatment in the same group
PSL: prednisolone plus dilazep hydrochloride group
dilazep: dilazep hydrochloride alone group

表 15　STOP-IgAN 研究[135] の主要な結果

（佐藤祐二. In：富野康日己，監修. IgA 腎症の病態と治療. 東京：中外医学社；2019. 246-51 より）

	SC＋IS	SC	P-value
PCR＜0.2 かつ eGFR 減少が 5 未満	14/82	4/80	＜0.01
eGFR 15 以上減少	21/82	22/80	0.75
eGFR 30 以上減少	10/82	7/80	0.49
eGFR 変化	−4.2	−4.7	0.32
ESKD	6/82	6/80	0.96
尿潜血消失	24/82	9/80	＜0.01
感染症発生数	174/82	111/80	0.07
重症感染症	8/82	3/80	0.21
新規耐糖能異常・糖尿病	9/82	1/80	0.02
5kg 以上体重増加	14/82	5/80	0.049

PCR は urinary protein：creatinine ratio（g/gCre）の略. eGFR の単位は mL/min/1.73m^2
SC：supportive care, IS：immunosuppression, ESKD：end-stage kidney disease

表 16　TESTING 研究[136] の主要な結果

（佐藤祐二. In：富野康日己，監修. IgA 腎症の病態と治療. 東京：中外医学社；2019. 246-51 より）

	SC＋IS	SC	P-value
eGFR 40%以上減少あるいは ESKD あるいは腎不全による死亡	5.9%	15.9%	0.02
eGFR 25%以上減少あるいは ESKD あるいは全死亡	14.7%	37.3%	＜0.01
期間中の平均尿蛋白排泄量（g/ 日）	1.4	2.4	＜0.01
蛋白尿排泄量が 0.2g/gCre 未満あるいは前値から半減	48.2%	21.8%	0.01
血尿消失	58.8%	35.6%	0.01
全ての重篤な有害事象	14.7%	3.2%	＜0.01
感染症による重篤な有害事象	8.1%	0%	＜0.01

eGFR の単位は mL/min/1.73m^2
SC：supportive care, IS：immunosuppression, ESKD：end-stage kidney disease

量投与する併用療法である.

　IgA 腎症治療として，これまで口蓋扁桃摘出術（扁摘）と副腎皮質ステロイドパルス療法（扁摘パルス）がそれぞれ単独でなされてきた. しかし，2001 年 Hotta ら[138] が扁摘パルスは臨床的寛解が期待できる治療法であるとの報告を行って以来，わが国で検討され多くの報告がみられている. 扁摘後のステロイ

ドパルス療法は，1 カ月以内に 3 クール施行する仙台方式と隔月で 3 クール施行するイタリアの Pozzi 方式[139] の 2 つに大別されている．わが国からこれらの治療法の効果が報告されている．Xie ら[140] は，IgA 腎症において扁摘施行例と非扁摘施行例を比較したところ平均 192.9 カ月の経過観察で ESKD に進行した症例は，扁摘施行例が非扁摘施行例よりも有意に少なかったと報告した．Komatsu ら[141] は，扁摘単独群と扁摘パルス群を比較検討したところ，扁摘パルス群において，蛋白尿・血尿の寛解率が高く，再生検での組織学的評価においても，メサンギウム増殖や IgA 沈着の程度に改善がみられることを報告した．Matsuzaki ら[142] は，日本腎臓学会認定教育病院を含む 1,194 施設に対する IgA 腎症の治療に関するアンケートで返信のあった 376 施設（31.4%）の治療実態を解析した．

　そのうち腎臓内科では 2004 年から 2008 年まで 137（66.2%：内科 61.4%，小児科 68.9%）の施設で本療法が施行されていることが明らかにされた．つまり，日本において扁摘パルスは抗血小板療法や RAS 阻害薬とともに，今や標準的治療法といえるほど普及していることが示された．しかし今後，その適応・寛解基準・尿所見再発時の新たな治療などについてのコンセンサスを得ることが必要である．

> **Topics**　扁摘および扁摘パルス療法の意義

IgA 腎症の病巣感染として扁桃が深く関与していると考えられている．TLR9 は，主に B 細胞・樹状細胞に発現し，そのリガンドとなる CpG-DNA は免疫担当細胞を活性化し TNF-α や IL-12 などの Th1 サイトカインの産生を誘導する[143]．哺乳動物の DNA は高度にメチル化されており，TLR9 は宿主由来の DNA を認識しないと考えられていたが，免疫複合体（immune-complex：IC）を認識することが明らかになっている．また，樹状細胞の一種である形質細胞様樹状細胞は，ウイルス感染時に大量の IFN-α を産生し，Th1 応答を惹起する．この IFN-α を大量に産生する形質細胞様樹状細胞では，TLR7・9 を強く発現する．摘出後の扁桃組織の TLR9 が強発現した IgA 腎症患者群では，低発現患者群に比べ扁摘パルス後の尿所見が有意に改善していた．特に，蛋白尿は TLR9 強発現群で治療開始早期から改善がみられて

いる．このことは，少なくとも TLR9 強発現群では，扁桃が何らかの抗原感作を受けていると推定される[31]．TLR9 強発現群では，扁摘パルス後に血清 IgA 値・IgA/C3 比がともに有意に低下していた．また，扁摘後に血清 IgA 値の減少が大きい群と小さい群を比較すると，大きい群では扁桃における TLR9 発現が高いことが確認され，その群では扁摘パルスの治療効果が高いことが示された[31]．その後の研究では，扁摘後に血中の糖鎖異常 IgA1 （Gd-IgA1）が低下する患者においては，扁桃における TLR9 発現が高く，血尿の寛解率が高いことが示された[72]．

Miura ら[144]は，2000〜2006 年の 2,746 症例について解析し，早期あるいは，軽度・中等度の IgA 腎症では扁摘パルスが臨床的寛解に有効であることを報告した．Ieiri ら[145]は，尿所見異常と扁摘パルス療法介入までの期間が 3 年以内であれば臨床的寛解率が 87.3％であるが，その期間が 8 年以上になると寛解率は 42.3％と低下することが判明し，早期診断・早期治療介入の重要性が示された．以上より，前述したが本治療法の適応などについての検討と指針の作成が重要である．

Topics 扁摘＋副腎皮質ステロイドパルスの目的と現況

上気道感染後に肉眼的血尿や顕微鏡的血尿が出現・増悪することから，IgA 腎症と扁桃感染の関連性が言われている．前述のように口蓋扁桃は粘膜リンパ組織であり，多量体 IgA1 が産生されると考えられ，多量体 IgA1 の一部は血中循環性腎炎原性（糖鎖異常）IgA1 であり免疫複合体（IC）を形成し糸球体に沈着すると考えられる（図 23 参照）．

扁摘パルス療法の目的は，扁桃粘膜の形質細胞での腎炎原性 Gd-IgA1 の産生を抑制し，骨髄を介した全身のリンパ節への播種と IC 産生を抑制することである．また，糸球体・間質の炎症病変の抑制も目的の 1 つである．わが国で行った無作為比較対照比較試験（RCT）での扁摘パルス療法の蛋白尿改善効果は，ステロイドパルス単独療法よりも効果的であった[146]．KDIGO 診療ガイドライン（2019）でも，尿蛋白は減少したが，eGFR の改善はみられなかったと記載されている[147]．また，最近のメタ解析でも扁摘パルス療法の臨床的寛解が示されている．

Hirano ら [148] は，IgA 腎症 1,065 名（登録：2002〜2004 年）を対象とし
たわが国初の全国多施設コホート研究の結果を報告した．扁摘群（252 名）
は，非扁摘群に比べ血清 Cr の 1.5 倍化あるいは ESKD への進展および腎生
検後 1 年でのステロイド薬や RAS 阻害薬による追加治療を有意に抑制する
ことが示された．

小松は，成人 IgA 腎症に対する扁桃摘出術および扁摘パルス療法の治療効果
をまとめている [149] が，多くの研究で扁桃摘出術および扁摘パルス療法は，
臨床的寛解と腎機能低下抑制を示した．表 17 からもわかるように扁摘パル
ス療法に関する研究結果はわが国からのものであり，国際的な検討は依然な
されていない．

Points ✓

副腎皮質ステロイド薬投与の適応と注意点
適応：急性炎症を示す腎生検所見や尿沈渣中赤血球・細胞性円柱の存
在，腎機能ほぼ正常
注意点：糸球体硬化を示す腎生検所見や蛋白尿のみの持続，腎機能の中
等度ないし高度低下

免疫抑制薬

シクロホスファミドやアザチオプリン，シクロスポリン，ミコフェノール酸
モフェチル（MMF），ミゾリビンは，腎予後を改善する可能性があり，治療選
択肢として検討してもよい（推奨グレード：2C）（保険適応外）．わが国では，
s-Cr 1.5mg/dL 以上，中等度から高度の組織障害を有する進行性 IgA 腎症に対
して，シクロホスファミドやアザチオプリンが副腎皮質ステロイド薬との併用
において腎機能保持に有効であるとされている．

表 17 成人 IgA 腎症に対する扁桃摘出術および扁摘パルス療法の治療効果
（小松弘幸. In: 富野康日己, 監修. IgA 腎症の病態と治療. 東京: 中外医学社; 2019. p.267-74[149]）より）

著者	国	年	研究デザイン	患者数（介入 / 対照）	治療		治療効果	
					介入 /曝露群	対照群	臨床的寛解	腎機能低下抑制
Iino	Japan	1993	case-control	50 (35/15)	T	non-T	○	—
Rasche	Germany	1999	cohort	55 (16/39)	T	non-T	—	×
Xie	Japan	2003	cohort	118 (48/70)	T	non-T	—	○
Akagi	Japan	2004	cohort	71 (41/30)	T	non-T	○	○
Komatsu	Japan	2005	cohort	237 (104/133)	T	non-T	○	○
Chen	China	2007	cohort	112 (54/58)	T	non-T	○	×
Piccoli	Italy	2010	cohort	61 (15/46)	T	non-T	—	×
Maeda	Japan	2012	cohort	200 (70/130)	T	non-T	○	○
Komatsu	Japan	2012	cohort	46 (15/31)	T	non-T	○	○
Kovacs	Hungary	2014	cohort	264 (98/166)	T	non-T	○	○
Feehally	UK	2016	cohort	1,147 (61/1,086)	T	non-T	—	×
Yang	China	2016	RCT	98 (49/49)	T	non-T	○	—
Matsumoto	Japan	2018	cohort	207 (87/120)	T	non-T	○	×
Hotta	Japan	2001	cohort	329 (250/79)	TSP	SP±OS	○	—
Sato	Japan	2003	cohort	70 (30/40)	TSP	OS±CPA	—	○
Miyazaki	Japan	2007	cohort	101 (78/23)	TSP	SP, T	○	—
Komatsu	Japan	2008	NRCT	55 (35/20)	TSP	SP	○	—
Kawaguchi	Japan	2010	cohort	388 (240/148)	TSP	SP, T	○	—
Nakagawa	Japan	2012	cohort	40 (20/20)	TSP	T	○	—
Ochi	Japan	2013	cohort	41 (26/15)	TSP	SP	○	—
Yamamoto	Japan	2013	cohort	208 (47/161)	TSP	T+OS, T, N	—	○
Ohya	Japan	2013	cohort	62 (41/21)	TSP	SP	○（再燃抑制）	—
Kawamura	Japan	2014	RCT	72 (33/39)	TSP	SP	×	—
Miyamoto	Japan	2016	cohort	284 (161/123)	TSP	SP, OS,	○	—
Komatsu	Japan	2016	cohort	79 (46/33)	TSP	ST, non-ST	○	—
Hoshino	Japan	2016	cohort	1,127 (209/918)	TSP	SP, OS, RAS-B	—	○
Hoshino	Japan	2017	cohort	66 (28/38)	TSP	T+OS	○	—

RCT: ランダム化比較試験, NRCT: 非ランダム化比較試験, T: 扁桃摘出術, non-T: 非扁桃摘出術, TSP: 扁桃摘出術＋ステロイドパルス療法, SP: ステロイドパルス療法, OS: 経口ステロイド療法, ST: ステロイド療法, CPA: シクロホスファミド, RAS-B: レニン-アンジオテンシン系阻害薬, N: 無治療
○有効, ×無効, —未評価

【シクロスポリン（ネオーラル）】

●作用機序: 直接的な細胞障害性によるものではなく, リンパ球（T 細胞）に対しシクロスポリン（ネオーラル）は特異的かつ可逆的に作用し, 強力な免疫抑制作用を示す. 本剤は主にヘルパー T 細胞の活性化を抑制するが, サプレッサー T 細胞の活性化を阻害しないことが示されている. T 細胞においてシクロフィリンと複合体を形成し, T 細胞活性化のシグナル伝達において重要な役割を果たしているカルシニューリンに

JCOPY 498-22417

結合し，カルシニューリンの活性化を阻害する．これによって脱リン酸
化による転写因子 NFAT の細胞質成分の核内移行が阻止され，イン
ターロイキン-2（IL-2）に代表されるサイトカインの産生が抑制される
とされている．

● **効能 / 効果**：臓器移植における拒絶反応の抑制（腎移植，肝移植，心
移植，肺移植，膵移植，小腸移植），骨髄移植における拒絶反応および
移植片対宿主病の抑制，Behçet 病，尋常性乾癬，膿疱性乾癬，乾癬性
紅皮症，関節症性乾癬，再生不良性貧血（重症），赤芽球癆，ネフロー
ゼ症候群，全身型重症筋無力症，アトピー性皮膚炎

● **用法 / 用量**：ネフローゼ症候群：シクロスポリンとして下記の用量を
1 日 2 回に分けて経口投与する．

● **頻回再発型の症例**：成人には 1 日量 1.5mg/kg 体重を投与する．また，
小児の場合には 1 日量 2.5mg/kg 体重を投与する．

● **副腎皮質ステロイドに抵抗性を示す症例**：成人には 1 日量 3mg/kg 体
重を投与する．また，小児の場合には 1 日量 5mg/kg 体重を投与する．

● **副作用（臨床検査値異常を含む）**：使用成績調査　340 症例中 141 症
例（41.5％）

● **重大な副作用**：腎障害，器質的な腎障害（尿細管萎縮，細動脈病変，
間質の線維化など），肝障害，肝不全，可逆性後白質脳症症候群，高血
圧性脳症などの中枢神経系障害：可逆性後白質脳症症候群，高血圧性脳
症などの中枢神経系障害，神経 Behçet 病症状，感染症，BK ウイルス
腎症，急性膵炎，血栓性微小血管障害，溶血性貧血，血小板減少，悪性
リンパ腫，リンパ増殖性疾患，悪性腫瘍など

● **禁忌**：過敏症，妊婦，妊娠している可能性のある婦人または授乳婦，
タクロリムス，タバスタチン，ロスバスタチン，ボセンタン，アリスキ
レンを投与中の患者，肝臓または腎臓に障害のある患者で，コルヒチン
を服用中の患者

【ミゾリビン（ブレディニン錠）】

● **作用機序**：ミゾリビン（ブレディニン）は，プリン合成系のイノシン
酸からグアニル酸に至る経路を拮抗阻害するが，高分子核酸中には取り

込まれない.

●**効能 / 効果**：腎移植における拒否反応の抑制，原発性糸球体疾患を原因とするネフローゼ症候群（副腎皮質ホルモン薬のみでは治療困難な場合に限る. また，頻回再発型のネフローゼ症候群を除く），ループス腎炎（持続性蛋白尿，ネフローゼ症候群または腎機能低下が認められ副腎皮質ホルモン薬のみでは治療困難な場合に限る）

●**用法 / 用量**：原発性糸球体疾患を原因とするネフローゼ症候群（副腎皮質ステロイド薬のみでは治療困難な場合に限る）およびループス腎炎（持続性蛋白尿，ネフローゼ症候群または腎機能低下が認められ，副腎皮質ステロイド薬のみでは治療困難な場合に限る）. 通常，成人 1 回 50mg を 1 日 3 回経口投与する. ただし，腎機能の程度により減量などを考慮すること. なお，本剤の使用以前に副腎皮質ステロイド薬が維持投与されている場合には，その維持用量に本剤を上乗せして用いる. 症状により副腎皮質ステロイド薬の用量は適宜減量する.

●**副作用（臨床検査値異常を含む）**：承認時までの調査・使用成績調査など. 5,621 症例中 792 症例（14.09％）

●**重大な副作用**：骨髄機能抑制，感染症

●**禁忌**：過敏症，白血球数 3,000/mm³ 以下の患者，妊婦または妊娠している可能性のある婦人

【投与意義と自験例】

Kaneko ら[150]は 70 歳以下で eGFR が 20mL/min 以上 60mL/min 未満の扁摘パルス療法を受けた 18 症例の IgA 腎症に対し，ミゾリビン（100〜150mg/日）を併用投与した. その結果，蛋白尿の改善と腎機能の維持が認められた. その他，ネフローゼ症候群レベルの高度蛋白尿症例やステロイド抵抗性小児 IgA 腎症に対しても，その効果が示されている[151].

著者らは，動物実験モデルでの検討（本誌初版）を行ったが，自験例としてまとまった臨床研究はない. エビデンスに基づく IgA 腎症ガイドライン 2017[152] では，推奨グレード 2C で「腎予後を改善する可能性があり，治療選択肢として検討してよい（保険適応外）」としている.

> Topics　新規分子治療薬

1）Atacicept

IgA の産生に関し，B cell activation factor belonging to the TNF family（BAFF）や A proliferation-inducing ligand（APRIL）が注目されている．Stalk-1 は増殖・誘導のリガンドである APRIL-産生細胞を特異的に認識するが，免疫組織化学的検索では IgA 腎症患者の扁桃胚中心（GC）に stalk-1 陽性細胞が認められ，stalk-1 陽性細胞数は対照として用いた慢性扁桃炎患者に比べ有意に多かった．また，IgA 腎症患者の血清中 BAFF・APRIL は健常者に比べ有意に増加し，IgA 腎症患者の扁桃 GC 内 B 細胞とグリカン特異的抗体・Gd-IgA1 産生との関連が認められている [76]．

Suzuki らは IgA 腎症患者における atacicept の第 2 相二重盲検プラセボ対照研究（a phase II, randomized, double-blind, placebo-controlled study）を開始した（Abstract No. WCN 17-1275）．atacicept は in vitro で B 細胞の刺激因子である APRIL と結合・抑制する物質であり，B 細胞の生存や活性化，分化，免疫グロブリンの産生に関与するとされている．この研究は IgA 腎症の標準治療に atacicept を追加投与することで蛋白尿の改善を評価するものであり，その結果が待たれている．

2）Budesonide

2011 年，Smerud らは腸管局所で放出し作用する活性化 glucocorticoid budesonide の効果と安全性を観察した [153]．腸管の病変に作用する budesonide が尿蛋白の減少と血清 Cr の軽度の低下，中等度の eGFR の上昇が認められたと報告した．153 例の IgA 腎症患者に最適量の RAS 阻害薬に腸管作動性 budesonide 16mg/日を追加投与したところ尿蛋白量が減少したと述べている [154]．また，末期腎不全（ESKD）への進展を抑制するのではないかとしている．腸管作動性 budesonide は，腸管免疫に作用することから IgA 腎症治療の第 1 選択薬になりうるのではないかとしている．わが国では，軽症から中等症の活動期クローン病の寛解導入に投与可能な経口 budesonide（ゼンタコート カプセル）として用いられているクローン病治療薬である．

＊そのほかの新規分子治療薬（Blisibimab, Ratuximab, Fostamatinib,

Borezomib, Eculizumab, Avacopn, LNP023）については，狩野と鈴木が解説しているので参照いただきたい[155]．

降圧療法： 全身血圧ならびに糸球体高血圧改善効果（腎保護作用，尿蛋白改善効果）

日本高血圧学会では，JSH 2019 が発表されエビデンスに基づいた薬物療法の指針が出された．蛋白尿が認められる IgA 腎症では，まずアンジオテンシン変換酵素（ACE）阻害薬かアンジオテンシンⅡ受容体拮抗薬（ARB）を用いて降圧効果と蛋白尿低下効果を確認する．それでも全身高血圧の改善がみられない場合には，Ca 拮抗薬（CCB）か少量の利尿薬を併用投与する．

●RAS 阻害薬

尿蛋白 1.0g/日以上かつ CKD G1-G3b 区分では，腎機能障害の進行を抑制するため，その使用を推奨する（推奨グレード：1B）．0.5〜1.0g/日の尿蛋白を減少させる可能性があり，治療選択肢として検討してもよい（推奨グレード：2C）．しかし，正常血圧者では保険適応外である．

アンジオテンシン変換酵素（ACE）阻害薬
【タナトリル（イミダプリル塩酸塩錠）】

●**作用機序**： タナトリルは経口投与後，加水分解により活性代謝物であるジアシド体（イミダプリラート）に変換される．イミダプリラートが ACE 活性を阻害し，昇圧物質である AngⅡの生成を抑制する．アンジオテンシン変換酵素阻害作用と降圧作用を有する．

●**効能 / 効果**： 高血圧症・腎実質性高血圧症，1 型糖尿病に伴う糖尿病性腎症

●**用法 / 用量**： ①高血圧症・腎実質性高血圧症： 通常，成人には 5〜10mg を 1 日 1 回経口投与する．ただし，重症高血圧症，腎障害を伴う高血圧症または腎実質性高血圧症の患者では 2.5mg から投与を開始することが望ましい．②1 型糖尿病に伴う糖尿病性腎症： 通常，成人には 5mg を 1 日 1 回経口投与する．ただし，重篤な腎障害を伴う患者では

2.5mg から投与を開始することが望ましい．蛋白尿減少効果も期待される．

●**副作用（臨床検査値異常を含む）**：国内臨床試験（使用成績調査）5,774 症例中 390 症例（6.75%），主なものは咳嗽

●**重大な副作用**：血管浮腫，血小板減少，急性腎不全，腎機能障害の増悪，高 K 血症，紅皮症（剥脱性皮膚炎），皮膚粘膜眼症候群，天疱瘡様症状

●**禁忌**：過敏症，血管性浮腫の既往患者，デキストラン硫酸固定化セルロース，トリプトファン固定化ポリビニルアルコールまたはポリエチレンテレフタレートを用いた吸着器によるアフェレーシスを施行中の患者，アクリロニトリルスルホン膜（AN69）を用いた血液透析施行中の患者，妊婦または妊娠している可能性のある婦人

【レニベース（5mg）　0.5〜2 錠　1×朝食後】
【コバシル（4mg）　0.5〜2 錠　1×朝食後】

アンジオテンシン II 受容体拮抗薬（ARB）

【オルメテック：自験例の詳細は後述】
【アジルバ：強い降圧作用，長時間作用，夜間高血圧にも有効】

【アバプロ（イルベサルタン）】

●**作用機序**：アバプロは降圧作用のほかに，高血圧性臓器障害抑制作用，体液性因子に対する作用や腎機能に対する作用などが知られている．

●**効能 / 効果**：高血圧症

●**用法 / 用量**：通常，成人にはイルベサルタンとして 50〜100mg を 1 日 1 回経口投与する．なお，年齢，症状により適宜増減するが，1 日最大投与量は 200mg までとする．

●**副作用（臨床検査値異常を含む）**：国内臨床試験（承認時）　898 症例中 117 症例（13.0%）

●**重大な副作用**：血管浮腫，高カリウム血症，ショック，失神，意識不明，腎不全，肝機能障害，黄疸，低血糖，横紋筋融解症など

● **禁忌**: 過敏症，妊婦または妊娠している可能性のある婦人，アリスキレン（直接的レニン阻害薬: ラジレス）を投与中の糖尿病患者

【ディオバン（80mg）0.5〜2 錠　1×朝食後】

● **作用機序**: ディオバンは，AngⅡ受容体（AT1）に特異的に結合し，アンジオテンシンⅡの生理作用である血管収縮作用や体液貯留作用，交感神経亢進作用を抑制する．動脈硬化や心肥大，血管障害に対する予防効果も期待される．ディオバンは，Ang AT1 受容体に対し選択性が高い．

● **効能 / 効果**: 高血圧症

● **用法 / 用量**: 通常，成人には 40〜80mg を 1 日 1 回経口投与する．なお，年齢，症状により適宜増減するが，1 日 160mg まで増量できる．通常，6 歳以上の小児には体重 35kg 未満の場合は 20mg を，体重 35kg 以上の場合は 40mg を 1 日 1 回経口投与する．なお，年齢，体重，症状により適宜増減する．ただし，1 日最高用量は体重 35kg 未満の場合には，40mg までとする．

● **副作用（臨床検査値異常を含む）**: 国内臨床試験（市販後）　7,258 症例中 550 症例（7.6％）

● **重大な副作用**: 血管浮腫，肝炎，腎不全，ショック，失神，意識消失，無顆粒球症，白血球減少，血小板減少，間質性肺炎，低血糖，横紋筋融解症など

● **禁忌**: 過敏症，妊婦または妊娠している可能性のある婦人

Points ✓

蛋白尿を伴う高血圧 IgA 腎症への第 1 選択降圧薬
① RAS 阻害薬（ACE 阻害薬，ARB）
②降圧目標に達しない場合には，Ca 拮抗薬，少量の利尿薬を併用

> **Topics** RAS 阻害薬の効果

1) ACE 阻害薬

Praga ら[156] は, 0.5g/日以上の蛋白尿と血清 Cr 1.5mg/dL 以下の IgA 腎症患者（44 名）について降圧目標を 140/90mmHg に設定したエナラプリル投与群では，対照群（RAS 阻害薬以外の降圧薬）に比べ有意に血清 Cr 上昇が 50% 以下にとどまっていた（$p<0.05$）．エナラプリル投与群では蛋白尿が有意に減少（$p<0.001$）し，蛋白尿の減少は腎予後と相関していた．また，Coppo らの小児および若年者を対象とした IgACE 研究でも腎保護効果が認められている[157]．

2) ARB

Li らが行った HKVIN 研究では，18 歳以上で 1.0g/日以上の尿蛋白かつ血清 Cr が 2.8mg/dL 未満の症例，もしくは血清 Cr 1.4〜2.8mg/dL（尿蛋白は無関係）の症例を対象とし，バルサルタンの効果を検討した．バルサルタン投与群では，プラセボ群に比べて有意に蛋白尿が減少し（$p=0.03$），GFR 低下速度の遅延が認められた[158]．

3) ACE 阻害薬 +ARB

わが国から ACE 阻害薬と ARB の併用療法についての報告がみられる．いずれも正常血圧の IgA 腎症患者を対象としているが，単独療法に比べ有意な蛋白尿の減少がみられている[159, 160]．この併用療法では，高 K 血症と過降圧に注意すべきである．

【投与意義と自験例】

ACE 阻害薬や ARB は，降圧作用の他に尿蛋白減少などの腎保護作用が報告されている．ACE 阻害薬と ARB の腎保護作用として，①糸球体内血行動態の改善，②糸球体メサンギウム細胞保護作用，③糸球体上皮細胞（ポドサイト）保護作用，④糸球体内皮細胞保護作用，⑤腎間質線維化抑制作用などが報告されている．しかし，正常血圧者には保険診療上用いることができないため，著者らは第一三共の協力を得て正常血圧 IgA 腎症患者に対するオルメサルタン（オルメテック）の多施設共同研究を行った[161]．対象患者 25 名で 16 週間オルメサルタンを 1 日 5mg から 40mg まで増量した．その結果，オルメサルタン投

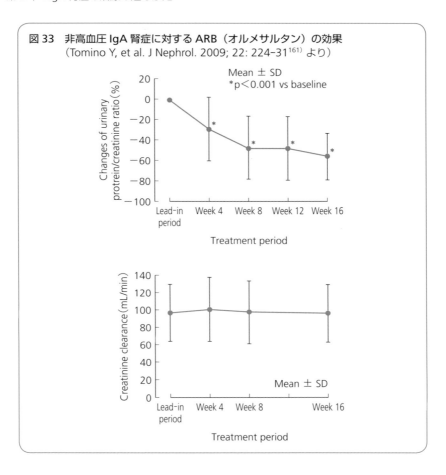

図 33　非高血圧 IgA 腎症に対する ARB（オルメサルタン）の効果
（Tomino Y, et al. J Nephrol. 2009; 22: 224-31[161] より）

与により，約 56％の尿蛋白/Cr 比の改善が認められた．血圧は，投与前 118.9 ±7.0/76.8±7.4mmHg であったが，投与 16 週では 107.0±10.16/66.3±7.8mmHg と低下がみられたが，有意な変化ではなく立ちくらみやめまいなどの症状もみられなかった．CCr には，観察期間を通じ大きな変化はみられなかった．また，この蛋白尿改善効果は，降圧によらない効果と考えられた（図 33）[161].

カルシウム（Ca）拮抗薬（CCB）: ジヒドロピリジン系
　Ca 拮抗薬は，①コニール，②アテレック，③アムロジンなどが用いられる．

【コニール錠（ベニジピン塩酸塩錠：持続性カルシウム（Ca）拮抗薬）】

● **作用機序**: コニールは，細胞膜の膜電位依存性 Ca チャネルのジヒドロピリジン（DHP）結合部位に結合することによって細胞内への Ca 流入を抑制し，冠血管や末梢血管を拡張させる．なお，本剤は細胞膜への移行性が高く，主として細胞膜内を通って DHP 結合部位に結合すると推定されており，薬物血中濃度とほとんど相関せず作用の持続性を示す．

● **効能 / 効果**: 高血圧症，腎実質性高血圧症，狭心症

● **用法 / 用量**: 高血圧症，腎実質性高血圧症：通常，成人には 1 日 1 回 2〜4mg を朝食後経口投与する．なお，年齢，症状により適宜増減するが，効果不十分な場合は 1 日 1 回 8mg まで増量することができる．ただし，重症高血圧症には 1 日 1 回 4〜8mg を朝食後経口投与する．

● **副作用（臨床検査値異常も含む）**: 承認時および 1997 年 10 月までの使用成績調査　4,679 症例中 219 症例（4.7％）

● **重大な副作用**: 肝機能障害，黄疸（頻度不明）

● **禁忌**: 心原性ショックの患者，妊婦または妊娠している可能性のある婦人

【投与意義と自験例】

　著者らは，L/T 型カルシウムチャネル抑制作用と抗酸化作用を有するベニジピン（コニール）を慢性腎臓病（CKD: IgA 腎症を含む）患者に 1 年間投与し，有意な降圧と尿蛋白の減少が認められた．

【アテレック】

● **作用機序**: 血管平滑筋細胞膜に存在する L 型・N 型電位依存性カルシウムチャネルのジヒドロピリジン結合部位に結合し Ca 流入を抑制する．血管平滑筋を弛緩，拡張させ降圧作用を発現する．

● **効能 / 効果**: 高血圧症

● **用法 / 用量**: 通常，成人には 1 日 1 回 5〜10mg を朝食後経口投与する．なお，年齢，症状により適宜増減する．効果不十分の場合には，1 日 1 回 20mg まで増量することができる．ただし，重症高血圧症には 1 日 1 回 10〜20mg を朝食後経口投与する．

●**副作用（臨床検査値の異常変動を含む）**：国内臨床試験（市販後調査含む）5,958 症例中 414 症例（6.95％）

●**重大な副作用**：肝機能障害，黄疸，血小板減少など

●**禁忌**：妊婦または妊娠している可能性のある婦人

【アムロジン（アムロジピンベシル酸塩錠)】

●**作用機序**：細胞膜の電位依存性 Ca チャネルに選択的に結合し，細胞内への Ca^{2+} の流入を減少させて冠血管や末梢血管の平滑筋を弛緩させる．その Ca 拮抗作用は緩徐に発現するとともに持続性を示し，また心抑制作用が弱く血管選択性を示すことが認められている．

●**効能 / 効果**：成人の場合：高血圧症，狭心症

●**用法 / 用量**：成人の場合：高血圧症では通常，2.5〜5mg を 1 日 1 回経口投与する．なお，症状に応じ適宜増減するが，効果不十分な場合には 1 日 1 回 10mg まで増量することができる．

●**副作用（臨床検査値異常を含む）**：承認時までの臨床試験における調査症例　1,103 症例中 93 症例（8.4％）

●**重大な副作用**：肝機能障害・黄疸，血小板減少，白血球減少，房室ブロック

●**禁忌**：妊婦または妊娠している可能性のある婦人，過敏症

利尿薬：サイアザイド利尿薬，カリウム保持性利尿薬

【フルイトラン（トリクロルメチアジド錠：サイアザイド系利尿薬)】

●**作用機序**：フルイトランは利尿作用と降圧作用を合わせもつ．利尿作用は，遠位尿細管曲部の管腔側に局在する Na^+-Cl^- 共輸送体を阻害することにより Na^+，Cl^- の再吸収を抑制し，尿中への排泄を増加させる．これに伴って水の排泄が増加する．降圧薬としての作用機序は明らかではないが，①トリクロルメチアジドの脱塩・利尿作用により，循環血液量を減少させる．あるいは，②交感神経刺激に対する末梢血管の感受性を低下させることにより血圧が低下すると考えられている．

●**効能 / 効果**：高血圧症（本態性,腎性など),悪性高血圧,心性浮腫（うっ血性心不全），腎性浮腫など

●**用法 / 用量**：通常，成人には 1 日 2〜8mg を 1〜2 回に分割経口投与する．なお，年齢や症状により適宜増減する．ただし，高血圧症に用いる場合には少量から投与を開始して徐々に増量すること．また，悪性高血圧に用いる場合には，通常，他の降圧薬と併用する．

●**副作用（臨床検査値異常を含む）**：再評価結果　347 症例中 24 症例（6.9%）

●**重大な副作用**：再生不良性貧血，低 Na 血症，低 K 血症など

●**禁忌**：無尿の患者，急性腎不全の患者，体液中の Na・K が明らかに減少している患者，過敏症

【ダイアート（アゾセミド錠）】

●**作用機序**：腎尿細管，主として Henle 係蹄上行脚における Na・Cl の再吸収を抑制し，利尿作用を発現する．

●**効能 / 効果**：心性浮腫（うっ血性心不全），腎性浮腫など

●**用法 / 用量**：通常，成人にはダイアート錠 30mg 1 日 1 回 2 錠を経口投与する．ダイアート錠 60mg は通常成人 1 日 1 回 1 錠を経口投与する．なお，年齢・症状により適宜増減する．

●**副作用（臨床検査値異常を含む）**：代謝異常，腎障害，肝障害，膵炎など，国内臨床試験　総症例 10,146 症例中 458 症例（4.51%）

●**重大な副作用**：電解質異常（低 K 血症，低 Na 血症など）

●**禁忌**：無尿の患者，肝性昏睡の患者，体液中の Na・K が明らかに減少している患者，過敏症

【アルダクトンA（スピロノラクトン細粒・錠）】

●**作用機序**：アルダクトン A は，主として遠位尿細管のアルドステロン依存性 Na-K 交換部位に働き，アルドステロン拮抗作用により，Na および水の排泄を促進し，K の排泄を抑制する．

●**効能 / 効果**：高血圧症（本態性，腎性など），心性浮腫（うっ血性心不全），腎性浮腫，肝性浮腫，特発性浮腫，悪性腫瘍に伴う浮腫および腹水，栄養失調性浮腫，原発性アルドステロン症の診断および症状の改善

●**用法 / 用量**：通常成人 1 日 50〜100mg を分割経口投与する．なお，

年齢，症状により適宜増減する．ただし，「原発性アルドステロン症の診断および症状の改善」の他は他剤と併用することが多い．

● **副作用（臨床検査値異常を含む）**：調査例数　438 症例中 58 症例（13.2%）

● **重大な副作用**：電解質異常（高 K 血症，低 Na 血症，代謝性アシドーシスなど），急性腎不全など

● **主な副作用**：高 K 血症，女性化乳房，血清尿素窒素（SUN）上昇

● **禁忌**：無尿または急性腎不全の患者，高 K 血症の患者，アジソン病の患者，タクロリムス，エプレレノンまたはミトタンを投与中の患者，過敏症

*セララ（エピレレノン）は，スピロノラクトンと異なり，女性化乳房などの性ホルモン関連の副作用は少ないとされている．

*最近は，配合剤（ARB ＋利尿薬，ARB ＋ Ca 拮抗薬，ARB ＋ Ca 拮抗薬＋利尿薬）も用いられている．配合剤は，服薬アドヒアランスの向上に役立っている．2～3 剤の併用服薬からの切り替えならば問題はないが，はじめから配合剤を服薬する場合には過降圧や腎機能の変化などに注意するが必要がある．

α遮断薬：交感神経末端平滑筋側α1 受容体の選択的遮断

【カルデナリン（ドキサゾシンメシル酸塩錠）】

● **作用機序**：カルデナリンの降圧作用は，末梢神経の交感神経α受容体の遮断による．α1 受容体に選択的に働き，α2 受容体にはほとんど作用しないことが動物実験で認められている．カルデナリンのα1 受容体への選択性は従来のα1 遮断薬より優れている．

● **効能 / 効果**：高血圧症（早朝高血圧に対し投与することもある），褐色細胞腫による高血圧症．

● **用法 / 用量**：通常，成人には 1 日 1 回 0.5mg より投与を始め，効果が不十分な場合は 1～2 週間の間隔をおいて 1～4mg に漸増し，1 日 1 回経口投与する．なお，年齢，症状により適宜増減するが，1 日最高投与量は 8mg までとする．ただし，褐色細胞腫による高血圧症に対しては 1 日最高投与量を 16mg までとする．

■副作用（臨床検査値異常を含む）：開発時および承認後 6 年間の調査 10,391 症例中 508 症例（4.89％）

■重大な副作用：失神・意識喪失，不整脈，脳血管障害，狭心症，心筋梗塞，無顆粒球症，白血球減少，血小板減少など

■禁忌：過敏症

中枢性交感神経抑制薬：α2 作動薬

【アルドメット（メチルドパ錠）】

■作用機序：アルドメットの降圧作用は，その代謝物である α－メチルノルエピネフリンによる中枢の α－アドレナリン作動性受容体の刺激，偽神経伝達，血漿レニン活性（PRA）の低下などに由来するものといわれている．ノルエピネフリン，エピネフリン，ドパミン，セロトニンなどの組織内濃度を可逆的に低下させることが認められている．

■効能 / 効果：高血圧症（本態性，腎性など），悪性高血圧

■用法 / 用量：通常成人初期 1 日 250〜750mg の経口投与から始め，適当な降圧効果が得られるまで数日以上の間隔をおいて 1 日 250mg ずつ増量する．通常維持量は 1 日 250〜2,000mg で 1〜3 回に分割経口投与する．なお，年齢，症状により適宜増減する．

■副作用（臨床検査値異常を含む）：国内臨床試験　1,064 症例中 113 症例（0.11％）

■重大な副作用：溶血性貧血，白血球減少，無顆粒球症，血小板減少，脳血管不全症状，舞踏病アテトーゼ様不随運動，両側性 Bell 麻痺，狭心症発作誘発，心筋炎，SLE 様症状など

■禁忌：急性肝炎，慢性肝炎，肝硬変の活動期の患者，非選択性モノアミン酸化酵素阻害薬を投与中の患者，過敏症

尿毒症治療薬（経口吸着炭素製剤）

【クレメジン（慢性腎不全用　カプセル，細粒分包，速崩錠】

●**作用機序**：クレメジンは，内服により慢性腎不全（CRF）における尿毒症毒素（アミノ酸のトリプトファンから変化したインドール）を消化管内で吸着し，便とともに排泄されることにより，尿毒症症状の改善や透析導入を遅らせる効果をもたらす薬剤である．また，CRF では腸内細菌叢の変化による腸管壁バリアの異常が示されている[162]．したがって，低たんぱく食の食事指導との併用は，より効果的であると思われる．低たんぱく食との併用により低栄養を惹起することはない．

●**効能/効果**：進行性慢性腎不全（原疾患として IgA 腎症を含む）における尿毒症症状改善および透析導入を遅延させる．著者らの報告でも，s-Cr 1.5〜2.0mg/dL の時期（早期腎不全）から長期間投与することは，ESKD への遅延をもたらすと考えられた[163, 164]．クレメジンは，アドヒアランスがよい患者ほどより効果的であるとされている．

●**用法/用量**：通常，成人に 1 日 6g を 3 回に分割し，経口投与する．他の併用薬と時間をあけて服用することが望ましい．本剤は飲みにくいので，服用には工夫が必要である．例えば，角オブラートを使用したり，水をはじめに口に含んでから服用し，その後水を多めに飲むなどである．速崩錠：500mg（1 回 4 錠）を口の中に入れ，水を飲んで錠剤を崩壊させてから服用する．

●**副作用（臨床検査値異常を含む）**：国内臨床試験　2,617 症例中 139 症例（5.31%）

●**重大な副作用**：特にないが，便秘，食欲不振，悪心・嘔吐，腹部膨満などの消化器症状が多い．

●**禁忌**：消化管に通過障害を有し排泄に支障をきたすおそれがある患者（特に，胃腸の手術後患者）

【投与意義と自験例】

　尿毒症治療薬であるクレメジン（AST-120）はインドキシル硫酸の前駆体であるインドールを腸管で吸着する薬剤である．Maeda ら[163] は，1）クレメジン投与 56 例，クレメジン未投与 56 例の CKD 患者について 24 カ月間の累計透析

導入率を検討したところ，投与群では 64.3%，未投与群では 94.5% の導入率であり，有意な差が認められた（p＜0.001）．しかし，クレメジン投与群では導入率は低かったものの 18ヵ月以降は急激な透析導入が認められた．2）さらに，Mitch らが報告した血清クレアチニンの逆数のタイムプロット[165] により，推定透析導入延長期間について検討した[164]．特に，①クレメジン投与による推定透析導入延長期間，②クレメジンの適切な服用開始時期，③クレメジンの投与期間と効果について検討を加えた．CKD 患者（100 例）に対するクレメジン（6g/日）の推定透析導入延長期間は，21.2 カ月であり，未投与患者（67 名）に比べ有意な延長が認められた（p＜0.001）．投与群 100 例を投与開始時の血清クレアチニン（s-Cr）1.0〜1.9mg/dL（11 例），2.0〜2.9mg/dL（45 例），3.0mg/dL 以上（44 例）の 3 群に分けて検討したところ，s-Cr 1.0〜1.9mg/dL 群では，他の 2 群に比べ有意な延長がみられた．また，投与群 100 例を投与期間 20 カ月未満（32 例），20〜29 カ月（32 例），30 カ月以上（36 例）の 3 群に分けて検討したところ，30 カ月以上の投与では推定透析導入延長期間は 49.6 カ月であり，他の 2 群と未投与群に比べ有意な延長が認められた（p＜0.001）．以上より，血清クレアチニンが低値（1.5〜2.0mg/dL）の早期 CKD（IgA 腎症を含む）から経口吸着炭素製剤を長期間投与することが，末期腎不全透析導入の遅延をもたらすと考えられた[164]．

Points ✓

クレメジンの投与時期と期間
①軽度の進行性腎機能低下症例
②忍容性により 1 日 2g から開始する．その後，4〜6g へ増量
③腎機能をみつつ長期投与

Topics　EPPIC，K-STAR 研究

著者らは，長年にわたりクレメジンの効果について検討してきた．血清クレアチニンが低値の早期 CKD から経口吸着炭素製剤を長期間投与することが，末期腎不全透析導入の遅延をもたらすと考えられた．特に，濱田ら[166]が行った CKD 患者啓発活動であるクレメジン服薬サポートプログラム（KRASP-Study）では，CKD の理解度が向上しクレメジンの服薬を遵守する患者ほど，腎機能低下の抑制や尿蛋白量の減少，血清インドキシル硫酸の低下に有効であった．また，CKD の原因疾患を慢性腎炎症候群（クレメジン群 21 例，対照群 21 例），糖尿病性腎臓病（diabetic kidney disease；DKD）（クレメジン群 31 例，対照群 18 例），腎硬化症（クレメジン群 31 例，対照群 8 例）に分け 1/s-Cr の傾きの推移を検討した．各疾患ともクレメジン投与群は未投与群に比べ，それぞれ $p < 0.05$，$p < 0.01$，$p < 0.05$ と投与群で推定透析導入期間の有意な延長が認められ，その延長は慢性腎炎症候群（IgA 腎症を含む）と DKD で明らかであった[163, 164]．この点については，EPPIC study（post hoc subgroup analysis）[167] と K-STAR study（post hoc analysis）[168] においても DKD での効果が示されている．しかしながら，なぜ DKD の進展抑制に有効であったのかは，よくわかっていない．DKD では，腎硬化症に比べ微小炎症に伴う活性酸素種（ROS）の活性亢進が認められ，抗酸化作用をもつクレメジンが有効であった可能性が考えられる．

KDIGO Clinical Practice Guideline for Glomerulonephritis（Immunoglobulin A nephropathy）(2012)[169]

1　治療総論

　推奨グレードとエビデンスレベルは，表 18 に基づいてなされる．このガイドラインでは，尿蛋白と GFR，血圧の評価に重点をおいている．

A　抗蛋白尿療法および降圧療法

　尿蛋白 1.0g/日以上では，ACE 阻害薬または ARB の長期間投与を推奨する（1B）．血圧の値により投与量を増量する．尿蛋白 0.5〜1.0g/日以上では，ACE

表 18　KDIGO ガイドライン条文の語録集と記述法
　　（KDIGO. Kidney Int Supple. 2012; 2: Supple 2: 209-17[169] より）

条文とエビデンスに関するグレーディング

推奨度に関する グレード分類			エビデンスの質 に関する等級	
	強度	記述法		エビデンスの質
レベル1	強	..... を推奨する	A	高 い
			B	中等度
レベル2	弱	..... が望ましい	C	低 い
			D	最も低い

エビデンスの質に関する等級分類の意味

等級	エビデン スの質	意味
A	高い	真の効果が推測する効果に近いと確信できる．
B	中等度	真の効果が推測する効果に近いと考えるが，結果的に異なる可能性が残る．
C	低い	真の効果は推測する効果と結果的に異なる可能性がある．
D	最も低い	推測する効果は大変不明確で，しばしば真の効果とかけ離れることがある．

阻害薬または ARB が望ましい（2D）.

　尿蛋白が 1.0g/日未満にならなければ，投与量の増量が望ましい（2C）. 尿蛋白 1.0g/日未満を示す患者の目標血圧値は 130/80mmHg 以下である. 尿蛋白 1.0g/日以上の患者では，目標血圧値は 125/75mmHg 以下である（推奨グレード: なし）.

B　副腎皮質ステロイド薬

　ACE 阻害薬または ARB を含む適切な治療を 3～6 カ月間行っても尿蛋白が 1.0g/日以上持続し，GFR 50mL/min/1.73m^2 以上である場合には，副腎皮質ステロイド薬の 6 カ月投与が望ましい（2C）.

C　免疫抑制薬

　副腎皮質ステロイド薬とシクロホスファミドまたは，アザチオプリンの併用投与は望ましくない（2D）. 急速に腎機能が低下する半月体形成性 IgA 腎症である場合を除き，GFR 30mL/min/1.73m^2 以下である場合には免疫抑制療法は望ましくない（2C）. MMF の使用は望ましくない（2C）.

D　その他

　魚油: ACE 阻害薬または ARB および血圧管理を含む適切な治療を 3～6 カ月間行っても尿蛋白が 1.0g/日以上持続する場合には，投与が望ましい（2D）.

　a）脂質異常症（高脂血症）自体が IgA 腎症の悪化因子の 1 つとなり得ることから EPA 製剤（エパデール）1 回 600mg，1 日 3 回食直後，または 1 回 900mg を 1 日 2 回食直後に服用する. トリグリセリド（TG）高値症例では，1 回 900mg まで増量可能である. EPA・DHA 製剤（ロトリガ）1 日 1 回 2g，食直後に服用する. TG 高値では 1 回 2g，食直後，1 日 2 回まで増量可能である. EPA 製剤は腎機能障害を伴う場合にも比較的安全に使用できるという利点もある. 副作用は少ないが，肝機能障害や黄疸が報告されている. また EPA 製剤には，血小板凝集抑制作用や血清脂質低下作用，抗炎症作用，動脈の伸展性保持作用などの多面的効果も期待できる.

　b）IgA 腎症におけるネフローゼ症候群での脂質異常症（高脂血症）に対しても，動脈硬化などの進展を予防することが勧められているので，EPA 製剤や

EPA・DHA 製剤は副作用なく使用しやすい.

　c）IgA 腎症に閉塞性動脈硬化症を合併した患者では，脂質異常症，高血圧，糖尿病などが背景にあることが多いので，EPA 製剤の使用が勧められることが多い.

　抗血小板薬：エビデンスレベルが低いので，使用は望ましくない（2C）. 多施設での RCT が必要である.

　扁桃摘出：エビデンスレベルが低いので，使用は望ましくない（2C）. randomized control study（RCT）がなされていないので，多施設での RCT が必要である.

＊最近，KDIGO では主としてわが国で行われている扁摘＋ステロイドパルス療法を local なガイドラインとしてとらえている.

＊わが国では，エビデンスに基づく IgA 腎症診療ガイドライン 2017 に従って IgA 腎症の治療がなされているが，KDIGO ガイドラインも参考として治療に活かしていくことが大切である.

Topics　KDIGO Clinical Practice Guideline for Glomerulo-nephritis（Immunoglobulin A nephropahty）

Pozzi は，IgA 腎症の治療について KDIGO ガイドラインに従い次のようにまとめている[170].

1）肉眼的血尿・蛋白尿（0.3g/日以下）：経過観察

2）蛋白尿（0.3 〜 0.9g/日）：ACE 阻害薬かつ/または ARB

3）蛋白尿（1.0g/日以上，高血圧，GFR 30mL/分以上）：6 カ月間副腎皮質ステロイド薬，ACE 阻害薬かつ/または ARB の追加投与

4）GFR 30mL/分未満：ACE 阻害薬/ARB，透析療法，腎移植. 副腎皮質ステロイド薬は高度な蛋白尿（増加）症例

5）進行性腎不全，または腎生検で血管炎の存在：免疫抑制薬（シクロホスファミドおよびアザチオプリン）

5 IgA 腎症の腎臓専門医への紹介ポイント

　慢性腎臓病（CKD）として，「かかりつけ医」から腎臓専門医へ紹介すべき
タイミングとして，①蛋白尿 0.5g/gCr（g/日）以上または，尿蛋白定性 2（＋）
以上の陽性，② eGFR 50mL/min/1.73m^2 未満，③蛋白尿と血尿がともに陽性
1（＋）のいずれかがあげられている（日本腎臓学会，編．CKD 診療ガイド
2012）．

　また，IgA 腎症を臨床的に疑う臨床検査項目として，前述のように，1）持続
性血尿：赤血球 5 個/HPF 視野以上，2）蛋白尿の持続：0.3g/日以上，3）血清
IgA：315mg/dL 以上，4）血清 IgA/C3 比：3.01 以上があげられるため，腎臓
専門医に紹介する際には大変有用であると考えている（前述，13 頁）．

　また，これらの所見に下肢を中心とした紫斑を認めたり，眼球に強膜炎様の
所見がみられたときは，IgA 腎症や IgA 腎炎である可能性があるので，腎臓専
門医への紹介が必要である．糖鎖異常 IgA1 の測定は，腎生検の適応とともに
腎臓専門医に依頼した方が良いと思われる．

Points ✓

　腎臓専門医への紹介時期

　①蛋白尿 0.5g/gCr（g/日）以上または，尿蛋白定性 2（＋）以上

　②蛋白尿と血尿がともに陽性 1（＋）

　③ eGFR 50mL/min/1.73m^2 未満

　＊蛋白尿の持続は腎機能の低下に結びつくだけに，一度は腎臓専門医を
　　紹介すべきである．

JCOPY 498-22417

6　IgA 腎症の寛解基準

　Suzuki ら[77)] は，厚生労働省進行性腎障害に関する調査研究班（班長：松尾清一）とともに，日本腎臓学会認定教育病院（312 施設）にアンケートを送り本症の寛解基準について調査した．193 施設（61.9％）（内科 136 施設，小児科 57 施設）より返答が得られ，134 施設（69.4％）が血尿・蛋白尿をともに寛解基準として用いていることが明らかにされた．

　その後の検討の結果，以下の基準を満たした初回の日（寛解日）から 6 カ月以上にわたり，2 回以上（計 3 回）の検査で基準を満たし続けた場合を，それぞれ「血尿の寛解」，「蛋白尿の寛解」と定義した[171)]．また両方ともに当てはまれば「臨床的寛解」であると定義した．血尿・蛋白尿のどちらか一方の寛解を「部分的寛解」とした．

①血尿の寛解：尿潜血反応（−）〜（±）もしくは，尿沈渣赤血球 5 個/HPF 未満

②蛋白尿の寛解：尿蛋白定性反応（−）〜（±）もしくは，0.3g/日（0.3g/g・Cr）未満

この基準の妥当性は，今後評価されていくものと期待される．

Topics　血尿・蛋白尿と予後

1) 血尿については，尿中赤血球 5 個以上を持続的に認めた症例は，5 個未満となった症例と比べると末期腎不全 (ESKD) への進行もしくは eGFR50％低下になる割合が有意に高かったと言われている．また，血尿が経過中に消失した症例は，腎機能の低下が緩やかであったとしている[172)]．

2) 蛋白尿と腎予後については，これまで 1.0g/日未満が予後良好な値だとされていたが，多数例の検討から 0.5g/日未満を "partial remission" としている[173-175)]．

文 献

1) Berger J. IgA glomerular deposits in renal diseases. Transplant Proc. 1969; 1(4): 939-44.

2) 迫田智子, 田代享一, 船曳和彦, 他. 順天堂医院腎・高血圧内科における23年間の腎生検1150例の検討. 順天堂医学. 2003; 49(2): 215-21.

3) Li lS, Liu ZH. Epidemiologic data of renal diseases from a single unit in China: analysis based on 13,519 renal biopsies. Kidney Int. 2004; 66(3): 920-3.

4) 堺 秀人, 他. IgA腎症におけるデータベースの構築. 厚生省特定疾患進行性腎障害調査研究班平成7年度研究事業集 (黒川 清班長). 1996; 1-5.

5) 遠藤正之, 他. IgA腎症予後調査. 厚生省特定疾患進行性腎障害調査研究班平成9年度研究事業集 (堺 秀人班長). 1998; 37-40.

6) 鈴木祐介. IgA腎症新規バイオマーカーを用いた血尿の2次スクリーニングの試み. 厚生労働省科学研究費補助金 難治性疾患等克服研究事業 (腎疾患対策研究事業) 平成25年度総括. 分担研究報告書. 2014; 1-28.

7) Sevillano AM, Gutierrez E, Yuste C, et al. Remission of hematuria improves renal survival in IgA nephropathy. J Am Soc Nephrol. 2017; 28(10): 3089-99.

8) 日本腎臓学会, 編. 血尿診断ガイドライン2013. 東京: 東京医学社; 2013.

9) Shirato I, Tomino Y, Koide H. Detection of 'activated platelets' in the urinary sediments using a scanning electron microscope in patients with IgA nephropathy. Am J Nephrol. 1990; 10(3): 186-90.

10) Tomino Y, Tsushima Y, Ohmuro H, et al. Detection of activated platelets in urinary sediments by immunofluorescence using monoclonal antibody to human platelet GMP-140 in patients with IgA nephtopathy. J Clin Lab Anal. 1993; 7(6): 329-33.

11) Saitoh A, Suzuki Y, Takeda M, et al. Urinary levels of monocyte chemoat-tractant protein (MCP)-1 and disease activity in patients with IgA nephropathy. J Clin Lab Anal. 1998; 12(1): 1-5.

12) Io H, Hamada C, Fukui M, et al. Relationship between levels of urinary type IV collagen and renal injuries in patients with IgA nephropathy. J Clin Lab Anal. 2004; 18(1): 141-8.

13) 富野康日己, 白井俊一, 吉木 敬, 他. IgA腎症の臨床病理学的研究. 市立札幌病院医誌. 1997; 37: 247-62.

14) Ishiguro C, Yaguchi Y, Funabiki K, et al. Serum IgA/C3 ratio may predict diagnosis and prognostic grading in patients with IgA nephropathy. Nephron. 2002; 91(4): 755-8.

15) Maeda A, Gohda T, Funabiki K, et al. Significance of serum IgA levels and serum IgA/C3 ratio in diagnostic analysis of patients with IgA nephropathy. J Clin Lab Anal. 2003; 17(3): 73-6.

16) Nakayama K, Ohsawa I, Maeda-Ohtani A, et al. Prediction of diagnosis of immunoglobulin A nephropathy prior to renal biopsy and correlation with urinary sediment findings and prognostic grading. J Clin Lab Anal. 2008; 22 (2): 114-8.

17) Zhang J, Wang C, Tang T, et al. Serum immunoglobulin A/C3 ratio predicts progression of immunoglobulin A nephropathy. Nephrol (Carton). 2013; 18(2): 125-31.

18) Yanagawa H, Suzuki H, Suzuki Y, et al. A panel of serum biomarkers differentiates IgA nephropathy from other renal diseases. PLoS One. 2014; 9(5): e98081.

19) Nomoto Y, Miura M, Suga T, et al. Cold reacting anti-nuclear factor (ANF) in families of patients with IgA nephropathy. Clin Exp Immunol. 1984; 58(1): 63-7.

20) Tomino Y, Ozaki T, Koide H, et al. Serum levels of interleukin-2 receptor and disease activity in patients with IgA nephropathy. J Clin Lab Anal. 1989; 3(6): 355-9.

21) Shimizu Y, Kobayashi K, Suzuki H, et al. Chronological change of the serum IgA/C3 ratio indicates the efficacy of tonsillectomy for IgA nephropathy. J Clin Diagn Res. 2016; 4: 132.

22) Tomino Y, Suzuki S, Gohda T, et al. Serum cystatin C may predict the prognostic stages of patients with IgA nephropathy prior to renal biopsy. J Clin Lab Anal. 2001; 15(1): 25-9.

23) 富野康日己. メディカルスタッフのための腎臓病学. 東京: 中外医学社; 2013; 1-3.

24) Komori K, Nose Y, Inouye H, et al. Immunogenetical study in patients with chronic glomerulonephritis. Tokai J Exp Clin Med. 1983; 8(2): 135-48.

25) Imai H, Nakamoto Y, Asakura K, et al. Spontaneous glomerular IgA deposition in ddY mice: an animal model of IgA nephritis. Kidney Int. 1985; 27(5): 756-61.

26) Takeuchi E, Doi T, Shimada T, et al. Retroviral gp70 antigen in spontaneous mesangial glomerulonephritis of ddY mice. Kindey Int. 1989; 35(2): 638-46.

27) Shimizu M, Tomino Y, Abe M, et al. Retroviral envelope glycoprotein (gp 70) is not a prerequisite for pathogenesis of primary immunoglobulin A nephropathy in ddY mice. Nephron. 1992; 62(3): 328-31.

28) Suzuki H, Suzuki Y, Yamanaka T, et al. Genome-wide scan in a novel IgA nephropathy model identifies a susceptibility locus on murine chromosome 10;

in a region syntenic to human *IGAN1* on chromosome 6q22-23. J Am Soc Nephrol. 2005; 16(5): 1289-99.

29) Takei T, Iida A, Nitta K, et al. Association between single-nucleotide polymorphism in selectin genes and immunoglobulin A nephropathy. Am J Hum Genet. 2002; 70(3): 781-6.

30) Suzuki H, Suzuki Y, Narita I, et al. Toll-like receptor 9 affects severity of IgA nephropathy. J Am Soc Nephrol. 2008; 19(12): 2384-95.

31) Sato D, Suzuki Y, Kano T, et al. Tonsillar TLR9 expression and efficacy of tonsillectomy with steroid pulse therapy in IgA nephropathy patients. Nephrol Dial Transplant. 2012 ; 27(3): 1090-7.

32) Julian BA, Quiggins PA, Thompson JS, et al. Familial IgA nephropathy: Evidence of an inherited mechanism of disease. N Eng J Med. 1985; 312(4): 202-8.

33) Gharavi AG, Yan Y, Scolari F, et al. IgA nephropathy, the most common cause of glomerulonephritis, is linked to 6q22-23. Nature Genet. 2000; 26(3): 354-7.

34) Bisceglia L, Cerullo G, Forbosco P, et al. Getetic heterogeneity in Italian families with IgA nephropathy; suggestive linkage for two novel IgA nephropathy loci. Am J Hum Genet. 2006; 79(6): 1130-4.

35) 後藤 眞, 上田裕之. 遺伝解析. In: 富野康日己, 監修. IgA 腎症の病態と治療. 東京: 中外医学社; 2019. p.101-111.

36) Suzuki H, Moldoveanu Z, Hall S, et al. IgA1-secreting cell lines from patients with IgA nephropathy produce aberrantly glycosylated IgA1. J Clin Invest. 2008; 118(2): 629-39.

37) Gharavi AG, Moldoveanu Z, Wyatt RJ, et al. Aberrant IgA1 glycosylation is inherited in familial and sporadic IgA nephropathy. J Am Soc Nephrol. 2008; 19(5): 1008-14.

38) Kiryluk K, Li Y, Sanna-Cherchi, et al. Geographic differences in genetic susceptibility to IgA nephropathy: GWAS replication study and geospatial risk analysis. PLoS Genet. 2012; 8(6): e1002765.

39) 富野康日己. IgA 腎症を診る. 1 版. 東京: 中外医学社; 2015. p.22-3.

40) 富野康日己, 白井俊一. IgA 腎症. 小児科臨床. 1986; 39(4): 837-43.

41) Tomino Y, Nomoto Y, Endoh M, et al. Double immunofluorescence studies on IgA-associated immune-complexes in glomerular deposits in patients with IgA nephropathy. Tokai J Exp Clin Med. 1980; 5: 147-9.

42) Yagame M, Tomino Y, Miura M, et al. Detection of IgA-class circulating immune complexes (CIC) in sera from patients with IgA nephropathy using a solid-phase anti-C3 Facb enzyme immunoassay (EIA). Clin Exp Immunol. 1987; 67(2): 270-6.

43) Tomino Y, Sakai H, Endoh M, et al. Detection of immune complexes in polymorphonuclear leukocytes by double immunofluorescence in patients with IgA nephropathy. Clin Immunol Immunopathol. 1982; 24(1): 63-71.

44) Tomino Y, Miura M, Suga T, et al. Detection of IgA1-dominant immune complexes in peripheral blood polymorphonuclear leukocytes by double immunofluorescence in patients with IgA nephropathy. Nephron. 1984; 37(2): 137-9.

45) 富野康日己. IgA 腎症の免疫組織学的研究—補体を中心として—. 北海道医学雑誌. 1980; 55: 123-30.

46) Coppo R, Amore A, Roccatello D, et al. IgA antibodies to dietary antigens and lectin-binding IgA in sera from Italian, Australian, and Japanese IgA nephropathy patients. Am J Kidney Dis. 1991; 17(4): 480-7.

47) Yagame M, Tomino Y, Eguchi K, et al. Levels of circulating IgA immune complexes after gluten-rich diet in patients with IgA nephropathy. Nephron. 1988; 49(2): 104-6.

48) Miura M, Tomino Y, Suga T, et al. Increase in proteinuria and/or microhematuria following upper respiratory tract infections in patients with IgA nephropathy. Tokai J Exp Clin Med. 1984; 9(2): 139-45.

49) Tomino Y, Endoh M, Kaneshige H, et al. Increase of IgA in pharyngeal washings from patients with IgA nephropathy. Am J Med Sci. 1983; 286(2): 15-21.

50) Tomino Y, Sakai H, Miura M, et al. Cytopathic effects of antigens in patients with IgA nephropathy. Nephron. 1986; 42(2): 161-6.

51) Tomino Y, Sakai H, Endoh M, et al. A case of IgA nephropathy associated with adeno- and herpes simplex viruses. Nephron. 1987; 47(4): 258-61.

52) Tomino Y, Yagame M, Suga T, et al. Detection of viral antigens in patients with IgA nephropathy. Jpn J Med. 1989; 28(2): 159-64.

53) Iwama H, Horikoshi S, Shirato I, et al. Epstein-Barr virus detection in kidney biopsy specimens correlates with glomerular mesangial injury. Am J Kidney Dis. 1998; 32(5): 785-93.

54) Suzuki S, Gejyo F, Nakatomi Y, et al. Role of IgA, IgG, and IgM antibodies against *Haemophilus parainfluenzae* antigens in IgA nephropathy. Clin Nephrol. 1996; 46(5): 287-95.

55) 長澤康行. 常在細菌叢（上気道・腸管）. In: 富野康日己, 監修. IgA 腎症の病態と治療. 東京: 中外医学社: 2019. p.117-23.

56) 坂本慶子, 鈴木祐介, 田中裕一, 他. IgA 腎症患者における Mass Spectrometry（MS）を用いた IgA 結合蛋白の解析. 順天堂医学. 2007; 53(1): 121-30.

57) 城 謙輔, 堀田 修. IgA 腎症扁桃の特殊性と糸球体病変への関連. 日腎会誌.

2013; 55: 265.

58) Tomino Y, Sakai H, Miura M, et al. Discrepancy of serum IgA levels deter-
mined by single radial immunodiffusion and laser nephelometry in patients
with IgA nephropathy. Am J Med Sci. 1985; 290(2): 56-60.

59) Tomino Y, Miura M, Suga T, et al. Detection of polymeric IgA in sera from
patients with IgA nephropathy determined by thin-layer gel filtration. Tokai
J Exp Clin Med. 1984; 9(2): 155-60.

60) Tomino Y, Endoh M, Nomoto Y, et al. Immunoglobulin A1 and IgA
nephropathy. N Engl J Med. 1981; 305(19): 1159-60.

61) Tomino Y, Sakai H, Miura M, et al. Detection of polymeric IgA in glomeruli
from patients with IgA nephropathy. Clin Exp Immunol. 1982; 49(2): 419-25.

62) Valentijin RM, Rad IJ, Haaijman JJ, et al. Circulating and mesangial secretory
component-binding IgA-1 in primary IgA nephropathy. Kidney Int. 1984; 26
(5): 760-6.

63) Tomino Y, Ohmuro H, Takahashi Y, et al. Binding capacity of serum IgA to
jacalin in patients with IgA nephropathy using jacalin-coated microplates.
Nephron. 1995; 70(3): 329-33.

64) Andre PM, Pogamp PL, Chevet D. Impairment of jacalin binding to serum
IgA in IgA nephropathy. J Clin Lab Anal. 1990; 4(2): 115-9.

65) Novak J, Moldoveanu Z, Julian BA, et al. Aberrant glycosylation of IgA1 and
anti-glycan antibodies in IgA nephropathy: role of mucosal immune system.
Adv Otorhinolaryngol. 2011; 72: 60-3.

66) Yamada K, Kobayashi N, Ikeda T, et al. Down-regulation of core 1 beta 1,3-ga-
lactosyltransferase and Cosmc by Th2 cytokine alters O-glycosylation of
IgA1. Nephrol Dial Transplant. 2010; 25(12): 3890-7.

67) Yasutake J, Suzuki Y, Suzuki H, et al. Novel lectin-independent approach to
detect galactose-deficient IgA1 in IgA nephropathy. Nephrol Dial Transplant.
2015; 30(8): 1315-21.

68) Suzuki H, Fan R, Zhang Z, et al. Aberrantly glycosylated IgA1 in IgA
nephropathy patients is recognized by IgG antibodies with restricted hetero-
geneity. J Clin Invest. 2009; 119(6): 1668-77.

69) Suzuki H, Kiryluk K, Novak J, et al. The pathophysiology of IgA nephropathy.
J Am Soc Nephrol. 2011; 22: 1795-803.

70) Suzuki H, Suzuki Y, Aizawa M, et al. Th1 polarization in IgA nehropathy
directed by bone marrow-derived cells. Kidney Int. 2007; 72(3): 319-27.

71) Suzuki Y, Suzuki H, Nakata J, et al. Pathological role of tonsillar B cells in IgA
nephropathy. Clin Dev Immunol. 2011; 2011: 639074.

72) Nakata J, Suzuki Y, Suzuki H, et al. Changes in nephritogenic serum galac-
tose-deficient IgA1 in IgA nephropathy following tonsillectomy and steroid

therapy. PLoS One. 2014; 9(2): e89707.

73) Inoue T, Sugiyama H, Hiki Y, et al. Differential expression of glycogenes in tonsillar B lymphocytes in association with proteinuria and renal dysfunction in IgA nephropathy. Clin Immunol. 2010; 136(3): 447-55.

74) Kodama S, Suzuki M, Arita M, et al. Increase in tonsillar germinal centre B-1 cell numbers in IgA nephropathy (IgAN) patients and reduced susceptibility to Fas-mediated apoptosis. Clin Exp Immunol. 2001; 123(2): 301-8.

75) 武藤正浩, 鈴木祐介, 鈴木 仁, 他. IgA 腎症の病因における口蓋扁桃の APRIL 産生 B 細胞の役割. 日腎学会誌. 2014; 56: 3.

76) Muto M, Manfroi B, Suzuki H, et al. Toll-like receptor 9 stimulation induces aberrant expression of a proliferation-inducing ligand by tonsillar germinal center B cells in IgA nephropathy. J Am Soc Nephrol. 2017; 28(4): 1227-38.

77) Suzuki Y, Matsuzaki K, Suzuki H, et al. Serum levels of galactose-deficient immunoglobulin (Ig) A1 and related immune complex are associated with disease activity of IgA nephropathy. Clin Exp Nephrol. 2014; 18(5): 770-7.

78) Suzuki Y, Ra C, Saito K, et al. Expression and physical association of Fc alpha receptor and Fc receptor gamma chain in human mesangial cells. Nephrol Dial Transplant. 1999; 14(5): 1117-23.

79) Satake K, Shimizu Y, Sasaki Y, et al. Serum under-O-glycosylated IgA1 level is not correlated with glomerular IgA deposition based upon heterogeneity in the component of immune complexes in IgA nephropathy. BMC Nephrol. 2014; 15: 89.

80) Aruga S, Horiuchi T, Shou I, et al. Relationship between renal anemia and prognostic stages of IgA nephropathy. J Clin Lab Anal. 2005; 19(2): 80-3.

81) Ohsawa I, Ishii M, Ohi H, et al. Pathological scenario with the mannose-binding lectin in patients with IgA nephropathy. J Biomed Biotechnol. 2012; 2012: 476739.

82) Tomino Y, Endoh M, Nomoto Y, et al. Activation of complement by renal tissues from patients with IgA nephropathy. J Clin Pathol. 1981; 34(1): 35-40.

83) Tomino Y, Sakai H, Nomoto Y, et al. Deposition of C4-binding protein and beta 1H globulin in kidneys of patients with IgA nephropathy. Tokai J Exp Clin Med. 1981; 6(2): 217-22.

84) Hashimoto A, Suzuki Y, Suzuki H, et al. Determination of severity of murine IgA nephropathy by glomerular complement activation by aberrantly glycosylated IgA and immune complexes. Am J Pathol. 2012; 181(4): 1338-47.

85) Tomino Y, Yagame M, Eguchi K, et al. Immunofluorescent studies on S-protein in glomeruli from patients with IgA nephropathy. Am J Pathol. 1987; 129(2): 402-6.

86) Tomino Y, Funabiki K, Yaguchi Y, et al. Computer imaging analysis of the

correlation between intensities of glomerular immune-deposits and histopathology in patients with IgA nephropathy. Am J Med Sci. 1991; 302(5): 278-83.

87) Wągrowska-Danilewicz M, Danilewicz M. The utility of glomerular C4d immunostain in renal biospies in patients with immunoglobulin A nephropathy. A clinicopathological study. Pol J Pathol. 2017; 68(2): 148-52.

88) Onda K, Ohi H, Tamano M, et al. Hypercomplementemia in adult patients with IgA nephropathy. J Clin Lab Anal. 2007; 21(2): 77-84.

89) Onda K, Ohsawa I, Ohi H, et al. Excretion of complement proteins and its activation marker C5b-9 in IgA nephropathy in relation to renal function. BMC Nephrol. 2011; 12: 64.

90) Ohsawa I, Kusaba G, Ishii M, et al. Extraglomerular C3 deposition and metabolic impacts in patients with IgA nephropathy. Nephrol Dial Transplant. 2013; 28(7): 1856-64.

91) Kusaba G, Ohsawa I, Ishii M, et al. Significance of broad distribution of electron-dense deposits in patients with IgA nephropathy. Med Mol Morphol. 2012; 45(1): 29-34.

92) Roos A, Rastaldi MP, Calvaresi N, et al. Glomerular activation of the lectin pathway of complementin IgA nephropathy in associated with more severe renal disease. J Am Soc Nephrol. 2006; 17(6): 1724-34.

93) Tomino Y, Ozaki T, Koide H, et al. Glomerular T cell and monocyte populations in patients with IgA nephropathy. Nihon Jinzo Gakkai Shi. 1989; 31(2): 221-6.

94) Tomino Y, Ohmuro H, Kuramoto T, et al. Expression of intercellular adhesion molecule-1 and infiltration of lymphocytes in glomeruli of patients with IgA nephropathy. Nephron. 1994; 67(3): 302-7.

95) Tomino Y, Sakai H, Miura M, et al. Effect of immunoglobulin depositions of glomerular sialic acids in patients with IgA nephropathy. Am J Nephrol. 1986; 6(3): 187-92.

96) Kritz W, Gretz N, Lemley KV. Progression of glomerular diseases: Is the podocyte the culprit? Kidney Int. 1998; 54(3): 687-97.

97) Lemley KV, Lafayette RA, Safai M, et al. Podocytopenia and disease severity in IgA nephropathy. Kidney Int. 2002; 61(4): 1475-85.

98) Hishiki T, Shirato I, Takahashi Y, et al. Podocyte injury predicts prognosis in patients with IgA nephropathy using a small amount of renal biopsy tissue. Kidney Blood Press Res. 2001; 24(2): 99-104.

99) Hara M, Yanagihara T, Kihara I. Cumulative excretion of urinary podocytes reflects disease progression in IgA nephropathy and Schönlein-Henoch purpura nephritis. Clin J Am Soc. 2007; 2(2): 231-8.

100）Hara M, Yanagihara T, Takada T, et al. Urinary excretion of podocytes reflects disease activity in children with glomerulonephritis. Am J Nephrol. 1998; 18(1): 35-41.

101）Asao R, Asanuma K, Kodama F, et al. Relationships between levels of urinary podocalyxin, number of urinary podocytes, and histologic injury in adult patients with IgA nephropathy. Clin J Am Soc Nephrol. 2012; 7(9): 1385-93.

102）Asanuma K, Campbell KN, Kim K, et al. Nuclear relocation of the nephrin and CD2AP-binding protein dendrin promotes apoptosis of podoctes. Proc Natl Acad Sci USA. 2007; 104(24): 10134-9.

103）Kodama F, Asanuma K, Takagi M, et al. Translocation of dendrin to the podocyte nucleus in acute glomerular injury in patients with IgA nephropathy. Nephrol Dial Transplant. 2013; 28(7): 1762-72.

104）Qiu LG, Sinniah R, I-Hong Hsu S. Downreulation of Bcl-2 by podocytes is associated with progressive glomerular injury and clinical indices of poor renal prognosis in human IgA nephropathy. J Am Soc Nephrol. 2004; 15(1): 79-90.

105）浅沼克彦, 山本香苗. 糸球体ポドサイトの機能と疾患―慢性腎臓病の進展におけるポドサイト障害の関与―. 実験医学. 2016; 34: 1236-44.

106）Liang S, Jin J, Lin B, et al. Rapamycin induces autophagy and reduces the apoptosis of podocytes under a stimulated condition of immunoglobulin A nephropathy. Kidney Blood Press Res. 2017; 42(1): 177-87.

107）Tomino Y, Yagame M, Eguchi K, et al. Detection of anionic sites and immuno-globulin A deposits in the glomerular capillary walls from patients with IgA nephropathy. J Clin Lab Anal. 1989; 3(2): 101-7.

108）城 謙輔. IgA 腎症の病理. In: 富野康日己, 編. IgA 腎症診療マニュアル. 改訂第 3 版. 東京: 南江堂; 2011. p.57-69.

109）Myllymäki JM, Honkanen TT, Syrjänen JT, et al. Severity of tubulointerstitial inflammation and prognosis in immunoglobulin A nephropathy. Kidney Int. 2007; 71(4): 343-8.

110）van Es LA, Heer E, Vleming L, et al. GMP-17-positive T-lymphocytes in renal tubules predict progression in early stage of IgA nephropathy. Kidney Int. 2008; 73(12): 1426-33.

111）Tomino Y, Funabiki K, Ohmuro H, et al. Urinary levels of interleukin-6 and disease activity in patients with IgA nephropathy. Am J Nephrol. 1991; 11(6): 459-64.

112）Kurusu A, Suzuki Y, Horikoshi S, et al. Relationship between mast cells in the tubulointerstitium and prognosis of patients with IgA nephropathy. Nephron. 2001; 89(4): 391-7.

113）Sakamoto-Ihara T, Suzuki Y, Kurusu A, et al. Possible involvement of mast

JCOPY 498-22417

cells in renal fibrosis in patients with IgA nephropathy. Inflamm Res. 2007; 56 (10): 421-7.

114) Shimamoto M, Ohsawa I, Suzuki H, et al. Impact of body mass index on progression of IgA nephropathy among Japanese patients. J Clin Lab Anal. 2015; 29(5): 353-60.

115) Suzuki H, Ohsawa I, Kodama F, et al. Fluctuation of serum C3 levels reflects disease activity and metabolic background in patients with IgA nephropathy. J Nephrol. 2013; 26(4): 708-15.

116) Honda D, Ohsawa I, Takahashi K, et al. Significant fluctuations in total complement hemolytic activity as a nutritional parameter afer transition from hemodialysis to online hemodiafiltration. Juntendo Med J. 2019; 65: 77-84.

117) Shirai T, Tomino Y, Sato M, et al. IgA nephropathy: clinicopahtology and immunopathology. Contrib Nephrol. 1978; 9: 88-100.

118) Tomino Y, Sakai H, Special Study Group (IgA Nephropathy) on Progressive Glomerular Disease. Clinical guidelines for immunoglobulin A (IgA) nephropathy in Japan, second version. Clin Exp Nephrol. 2003; 7(2): 93-7.

119) 厚生労働省難治性疾患克服研究事業進行性腎障害に関する調査研究班　IgA 腎症分科会. IgA 腎症診療指針第 3 版　ダイジェスト版. 松尾清一. 東京: 東京医学社; 2011.

120) Working Group of the International IgA Nephropathy Network and the Renal Pathology Society, et al. The Oxford classification of IgA nephropathy: rationale, clinicopathological correlations, and classification. Kidney Int. 2009; 76(5): 534-45.

121) Working Group of the International IgA Nephropathy Network and the Renal Pathology Society, et al. The Oxford IgA nephropathy clinicopathological classification is valid for children as well as adults. Kidney Int. 2010; 77(10): 921-7.

122) Hass M, Verhave JC, Liu ZH, et al. A multicenter study of the predictive value of crescents in IgA nephrology. J Am Soc Nephrol. 2017; 28(2): 691-701.

123) 城　謙輔. 組織学的重症度分類（日本分類）と Oxford 分類の比較. In: 富野康日己, 監修. IgA 腎症の病態と治療. 東京: 中外医学社; 2019. p.170-7.

124) 富野康日己, 増田　稔. 高血圧. In: 富野康日己, 編. スマート栄養管理術. 東京: 医歯薬出版; 2014. p.153-7.

125) 清水芳男, 増田　稔. 慢性腎不全. In: 富野康日己, 編. スマート栄養管理術. 東京: 医歯薬出版; 2014. p.142-52.

126) 富野康日己. MR のための CKD ハンドブック. 東京: 中外医学社; 2013.

127) Tomino Y, Ma Y, Sakai H, et al. Detection of platelets in urinary sediments from patients with 'advanced' stage of IgA nephropathy. J Clin Lab Anal.

1988; 2: 241-4.

128) 富野康日己. IgA 腎症に対する塩酸ジラゼプ（コメリアン®コーワ）の効果—5 年間投与例の報告—. Nephrol Front. 2005; 4(4): 311-20.

129) Mustonen J, Pasternack A, Rantala I. The nephrotic syndrome in IgA glomer-ulonephritis : response to corticosteroid therapy. Clin Nephrol. 1983; 20(4): 172-6.

130) Kobayashi Y, Hiki Y, Kokubo T, et al. Steroid therapy during the early stage of progressive IgA nephropathy. A 10-year follow-up study. Nephron. 1996; 72(2): 237-42.

131) Pozzi C, Bolasco PG, Fogazzi GB, et al. Corticosteroids in IgA nephropathy: a randomised controlled trial. Lancet. 1999; 353(9156): 883-7.

132) 今井裕一. IgA 腎症の治療. 1. 成人の薬物療法　D. 副腎皮質ステロイド薬（ステロイド薬）. In: 富野康日己, 編. IgA 腎症診療マニュアル. 第3版. 東京: 南江堂; 2011. p.166-86.

133) Mitch WE, Walse M, Buffington GA, et al. A simple method of estimating progression of chronic renal failure. Lancet. 1976; 18(2): 1326-8.

134) Tomino Y, Suzuki H, Horikoshi S, et al. Multicenter trial of adrenocorticoste-roids in Japanese patients with IgA nephropathy-results of the special study group (IgA nephropathy) on progressive glomerular diseases, Ministry of Health, Labor and Welfare of Japan. Curr Top in Steroid Res. 2004; 4: 93-8.

135) Rauen T, Eitner F, Fitzner C, et al. STOP-IgAN investigatiors. Intensive supportive care plus immunosuppresion in IgA nephropathy. N Engl J Med. 2015; 373(23): 2225-36.

136) Lv J, Zhang H, Wong MG, et al. TESTING Study Group. Effect of oral methylprednisolone on clinical outcomes in patients with IgA nephropathy: The TESTING Randomized Clinical Trial. JAMA. 2017; 318(5): 432-42.

137) Nagy J, Sagi B, Mate J, et al. Considerations on the treatment of IgA nephropathy on the basis of the results of the latest studies (STOP-IgAN, TESTING, NEFIGAN). Orv Hetil. 2017; 158(49): 1946-52.

138) Hotta O, Miyazaki M, Furuta T, et al. Tonsillectomy and steroid pulse therapy significantly impact on clinical remission in patients with IgA nephropathy. Am J Kidney Dis. 2001; 38(4): 736-43.

139) Pozzi C, Bolasco PG, Fogazzi GB, et al. Corticosteroids in IgA nephropathy: a randomised controlled trial. Lancet. 1999; 353(9156): 883-7.

140) Xie Y, Nishi S, Ueno M, et al. The efficacy of tonsillectomy on long-term renal survival in patients with IgA nephropathy. Kidney Int. 2003; 63(5): 1861-7.

141) Komatsu H, Fujimoto S, Hara S, et al. Effect of tonsillectomy plus steroid pulse therapy on clinical remission of IgA nephropathy: a controlled study. Clin J Am Soc Nephrol. 2008; 3(5): 1301-7.

JCOPY 498-22417

142) Matsuzaki K, Suzuki Y, Nakata J, et al. Nationwide survey on current treatments for IgA nephropathy in Japan. Clin Exp Nephrol. 2013; 17(6): 827-33.

143) 鈴木　仁，鈴木祐介，富野康日己．IgA 腎症患者扁桃と TLR．In：富野康日己，他，編．Annual Review 腎臓 2013．東京：中外医学社；2013．p.47-56.

144) Miura N, Imai H, Kikuchi S, et al. Tonsillectomy and steroid pulse (TSP) therapy for patients with IgA nephropathy: a nationwide survey of TSP therapy in Japan and an analysis of the predictive factors for resistance to TSP therapy. Clin Exp Nephrol. 2009; 13(5): 460-6.

145) Ieiri N, Hotta O, Sato T, et al. Significance of the duration of nephropathy for achieving clinical remission in patients with IgA nephropathy treated by tonsillectomy and steroid pulse therapy. Clin Exp Nephrol. 2012; 16(1): 122-9.

146) Kawamura T, Yoshimura M, Miyazaki Y, et al. A multicenter randomized controlled trial of tonsillectomy combined with steroid pulse therapy in patients with IgA nephropathy. Nephrol Dial Transplant. 2014; 29: 1546-53.

147) Floege J, Barbow SJ, Cattran DC, et al. Management and treatment of glomerular disease (Part 1) : conclusions from a kidney disease: improving global outcomes (KDIGO) controversies conference: Kidney Int. 2019; 95(2): 268-80.

148) Hirano K, Matsuzaki K, Yasuda T, et al. Association between tonsillectomy and outcomes in patients with IgA nephropathy. JAMA Netw Open. 2019; 2(5): e194772.

149) 小松弘幸．扁桃摘出術の有用性（臨床研究による知見を中心に）．In：富野康日己，監修．IgA 腎症の病態と治療．東京：中外医学社；2019．p.267-74.

150) Kaneko T, Shimizu A, Tsuruoka S, et al. Efficacy of steroid pulse therapy in combination with mizoribine following tonsillectomy for immunoglobulin A nephropathy in renally impaired patients. J Nippon Med Sch. 2013; 80(4): 279-86.

151) Ikezumi Y, Suzuki T, Karasawa H, et al. Use of mizoribine as a rescue drug for steroid-resistant pediatric IgA nephropathy. Pediatr Nephrol. 2008; 23(4): 645-50.

152) 丸山彰一，監修．厚生労働科学研究費補助金難治性疾患等政策研究事業（難治性疾患政策研究事業）難治性腎疾患に関する調査研究班，編集．エビデンスに基づく IgA 腎症診療ガイドライン 2017．東京：東京医学社；2017.

153) Smerud HK, Barany P, Lindstrom K, et al. New treatment for IgA nephropathy: enteric budesonide targeted to the ileocecal region ameliorates proteinuria. Nephrol Dial Transplant. 2011; 26(10): 3237-42.

154) Fellstrom BC, Barratt J, Cook H, et al. Targeted-release budesonide versus placebo in patients with IgA nephropathy (NEFIGAN): a double blind, randomized, placebo-controlled phase 2b trial. The Lancet. 2017; 389(10084):

211-27.

155) 狩野俊樹, 鈴木祐介. Budesonide に代表される IgA 腎症新規分子治療薬の動向. In: 富野康日己, 監修. IgA 腎症の病態と治療. 東京: 中外医学社; 2019. p.252-7.

156) Praga S, Gutierrez E, Gonzale E, et al. Treatment of IgA nephropathy with ACE inhibitors: a randomized and controlled trial. J Am Soc Nephrol. 2003; 14 (6): 1578-83.

157) Coppo R, Peruzzi L, Amore A, et al. IgACE: a placebo-controlled, randomized trial of angiotensin-converting enzyme inhibitors in children and young people with IgA nephropathy and moderate proteimnuria. J Am Soc Nephrol. 2007; 18(6): 1880-8.

158) Li PK, Leug CB, Chow KM, et al. Hong Kong study using valsartan in IgA nephropathy (HKVIN): a double-blind, randomized, place-controlled study. Am J Kidney Dis. 2006; 47(5): 751-70.

159) Horita Y, Tadokoro M, Taura K, et al. Low-dose combination therapy with temocapril and losartan reduces proteinuria in normotensive patients with IgA nephropathy. Hypertens Res. 2004; 27(12): 963-70.

160) Nakamura T, Inoue T, Sugaya T, et al. Beneficial effects of olmesartan and temocapril on urinary liver-type fatty acid-binding protein levels in normotensive patients with immunoglobulin A nephropathy. Am J Hypertens. 2007; 20(11): 1195-201.

161) Tomino Y, Kawamura T, Kimura K, et al. Antiproteinuric effect of olmesartan in patients with IgA nephropathy. J Nephrol. 2009; 22(2): 224-31.

162) Vaziri ND, Yuan J, Khazaeli M, et al. Oral activated charcoal adsorbent (AST-120) ameliorates chronic kidney diseases-induced intestinal epithelial barrier disruption. Am J Nephrol. 2013; 37(6): 518-25.

163) Maeda K, Hamada C, Hayashi T, et al. Efficacy of adsorbent in delaying dialysis initiation among chronic kidney disease patients. Dialysis & Transplantation. 2011; 40(5): 212-6.

164) Maeda K, Hamada C, Hayashi T, et al. Long-term effects of the oral adsorbent, AST-120, in patients with chronic renal failure. J Int Med Res. 2009; 37(1): 205-13.

165) Mitch WE, Walser M, Buffington GA, et al. A simple method of estimating progression of chronic renal failure. Lancet. 1976; 2(7999): 1326-8.

166) 濱田千江子, 片岩純人, 合田朋仁, 他. 保存期慢性腎臓病患者における AST-120（クレメジン）服薬サポートプログラムの効果—アドヒアランスの改善にむけて—. Nephrology Frontier. 2014; 13(1): 96-103.

167) Schulman G, Bel T, Beck GJ, et al. The effects of AST-120 on chronic kidney disease progression in the United States of America: a post hoc subgroup

JCOPY 498-22417

analysis of randomized controlled trials. BMC Nephrology. 2016; 17(1): 141.

168) Cha RH, Kang SW, Park CW, et al. Sustained uremic toxin control improves renal and cardiovascular outcomes in patients with advanced renal dysfunction: post-hoc analysis of the Kremezin study against renal disease progression in Korea. Kidney Res Clin Prac. 2017; 36(1): 68-78.

169) KDIGO Immunoglobulin A nephropathy. Kindey Int. 2012; 2: Supple 2: 209-17.

170) Pozzi C. Treatment of IgA nephropathy. J Nephrol. 2016; 29(1): 21-5.

171) 松尾清一，川村哲也，鈴木祐介，他．IgA 腎症の寛解基準の提唱．日腎会誌．2013; 55: 1249-54.

172) Sevillano AM, Gutierres E, Yuste C, et al. Remission of hematuria improves renal survival in IgA nephropathy. J Am Soc Nephrol. 2017; 28(10): 3089-99.

173) Reich HN, Troyanow S, Scholey JW, et al. Toronto glomerulonephritis registry. Remission of proteinuria improves prognosis in IgA nephropathy. J Am Soc Nephrol. 2007; 18(12): 3177-83.

174) Le W, Ling S, Hu Y, et al. Long-term renal survival and related risk factors in patients with IgA nephropathy: results from a cohort of 1155 cases in a Chinese adult population. Nephrol Dial Transplant. 2012; 27(4): 1479-85.

175) Coppo R, Troyanow S, Bellur S, et al. Validation of the Oxford classification of IgA nephropathy in cohort with different presentations and treatments. Kidney Int. 2014; 86(4): 828-36.

索 引

著者略歴

とみ の やす ひ こ
富 野 康 日 己

1974 年 3 月　順天堂大学医学部卒業
　同年 4 月　市立札幌病院中央検査科病理部臨床修練医
　同年 10月　北海道大学医学部第 1 病理学教室研究生（兼）
1977 年 4 月　市立札幌病院内科臨床修練医
1979 年 4 月　東海大学医学部内科助手
1984 年 4 月　同 講師
1988 年 10年　順天堂大学医学部腎臓内科学講座助教授
1994 年 7 月　同 教授
2015 年 3 月　同 定年退職
　同年 4 月　医療法人社団松和会 常務理事・アジア太平洋腎研究推進室長
　　　　　　順天堂大学名誉教授
2019 年 6 月　同 理事長　現在に至る

専攻領域

腎臓病（特に IgA 腎症，糖尿病性腎臓病）

IgA 腎症を診る　Ⓒ

| 発　行 | 2015 年 3 月 31 日　　初版 1 刷 |
| | 2020 年 8 月 10 日　　2 版 1 刷 |

著　者　富野康日己

発行者　株式会社　中外医学社
　　　　代表取締役　青　木　　滋

　　　　〒 162-0805　東京都新宿区矢来町 62
　　　　電　　話　　03-3268-2701（代）
　　　　振替口座　　00190-1-98814 番

印刷・製本／横山印刷（株）　　　　　　　　　〈MS・YT〉
ISBN978-4-498-22417-9　　　　　　　　　Printed in Japan